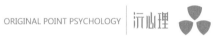

ORIGINAL POINT PSYCHOLOGY 沅心理

叶子轻轻飘落

〔美〕苏珊·鲍尔-吴（Susan Bauer-Wu）——著

王军虎——译

Leaves Falling Gently

*Living Fully with Serious
and Life-Limiting Illness through
Mindfulness, Compassion,
and Connectedness*

华龄出版社
HUALING PRESS

图书在版编目（CIP）数据

叶子轻轻飘落 /（美）苏珊·鲍尔－吴

（Susan Bauer-Wu）著；王军虎译. －－ 北京：华龄出版

社，2023.2

ISBN 978-7-5169-2429-7

Ⅰ.①叶…　Ⅱ.①苏…　②王…　Ⅲ.①临终关怀学

Ⅳ.① R48

中国版本图书馆 CIP 数据核字（2022）第 239903 号

Title: LEAVES FALLING GENTLY: LIVING FULLY WITH SERIOUS AND LIFE-LIMITING ILLNESS THROUGH
MINDFULNESS, COMPASSION AND CONNECTEDNESS
By SUSAN BAUER-WU PH.D., R.N.
Copyright © 2011 BY SUSAN BAUER-WU
This edition arranged with NEW HARBINGER PUBLICATIONS through BIG APPLE AGENCY, LABUAN, MALAYSIA.
Simplified Chinese edition copyright:
2022 Beijing Jie Teng Culture Media Co., Ltd. All rights reserved.

北京市版权局著作权合同登记号　图字：01-2022-7049号

策划编辑　颉腾文化

责任编辑　鲁秀敏　　　　　　　　　　　　　**责任印制**　李未圻

书　　名	叶子轻轻飘落	作　者	[美]苏珊·鲍尔－吴
出　　版			
华龄出版社 HUALING PRESS		译　者	王军虎
发　　行			
社　　址	北京市东城区安定门外大街甲 57 号	邮　编	100011
发　　行	（010）58122255	传　真	（010）84049572
承　　印	北京市荣盛彩色印刷有限公司		
版　　次	2023 年 2 月第 1 版	印　次	2023 年 2 月第 1 次印刷
规　　格	880mm×1230mm	开　本	1/32
印　　张	6.25	字　数	96 千字
书　　号	978-7-5169-2429-7		
定　　价	55.00 元		

谨以此书
献给弗洛伦斯和比尔

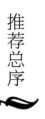

推荐总序

愿你走进正念，鲜活做自己

　　从乔·卡巴金、杰克·康菲尔德、马克·威廉姆斯、斯蒂文·海斯、玛莎·林内涵等西方第一代正念导师的经典著述进入到中国读者视野已经过去了整整十年。

　　2022年，颉腾文化则寻觅到了在我看来是西方第二代正念实践、研究和分享者所著的正念书籍。第一辑五本——《正念之旅》《青年人的正念》《叶子轻轻飘落》《职场正念》《正念工作》以既严谨又通俗的风格走近普罗大众，以贴近平常日子的方式为大众打开一扇正念之门。无论忙碌的职场人，还是成长中的年轻人，抑或担当着照顾他人之责的医护人员，都可以推开这扇门，去踏上属于你的正念之旅，去做那份属于你的内在工作。

　　只是当你站到这扇门前，或许已经费了一番周折，有可能你亲自体验着成长中的迷惘、职场中的艰辛，或见证他人饱受疾病之苦，而当你把目光投向一个更加广大的世界时，你可能会为人类所面临的全球变暖、能源危机、战争创伤、疾病贫穷、动物虐待等严峻现实而感到痛心和无助。而要去推开这扇门，需要有足够的好奇、力量和勇气。因为你可以从这套丛书的每一本书中获得同一个信息：正念貌似简单，但绝不容易。

当我捧读正念书籍的时候，时常会体验到阅读之美，喜悦、宁静、安住透过纸背直抵我心。你不妨也沉浸于阅读中，去体验正念阅读带给你的美好感受。当然正念不止于信息、知识、理念或某位名师的话语，正念邀请你全然地投入，去获得第一人的直接体验。在这个忙碌、喧嚣、不确定的世界中，强烈的生存本能会把我们拽入似乎无止境的自动反应中，而正念的修习可以帮助我们去培育一颗观察的心，去看见这份自动反应所兼具的价值和荒谬，并从中暂停、缓过神来、转身去拥抱更加明智的决定和行为。

当你阅读了这套书系的一本或几本，你可能尝试了很多不同的练习，在垫子上，或行走中，动或貌似安静，有时会不知如何选择。让我告诉你一个秘密：无论是什么练习，都只是在教你回到当下，并对一切体验持有一份爱意慈悲中正的回应。当你的生活充满着艰辛、不确定，你永远可以回到呼吸，回到鼻子底下的这一口呼吸，让呼吸带你安住在当下。当你的生活阳光明媚、风和日丽，那么请允许自己去深深地体验幸福的滋味，并去觉察大脑的默认模式如何把你拽回到那份思前想后中。正念可以教你如何承接生命中的悲喜交集。

继续修习。一路你可能遇见不同的老师，有时也会难以做出选择。那么请审视你独特的心性和处境，看看哪位老师与你比较相应、同频，你最容易被哪位老师的工作打动，你与哪位老师的沟通最频繁，你分享哪位老师的工作最多……当然，最终你要向你内在的那位老师深深地致意、鞠躬，你只能是你。而传承和形式最终都指向一个目标：去减轻和消除苦，你的和世界的苦。或者，你即是世界。爱自己就是爱世界。你安好世界就安好。不要去问世界需要什么，世界需要鲜活的你，所以你只管鲜活地做你自己。

20世纪六七十年代，西方当代正念大师从东方撷取瑰宝以滋养西方民众，他们具足信心地把自己所学所修内化成西方人能够接受、乐于求证、广泛传播的方法，帮助千千万万人看清生命的实相，疗愈人类共通的悲苦。作为一个华人正念分享者，从 2010 年起，有幸参与和见证华人正念主流化的进程，并接受卡巴金、康菲尔德和威廉姆斯等西方正念体系创始者的教授和鼓励。我时常比较三位老师最打动我的品质：卡老有着科学家的明晰有力；康老风趣诗意，是一个故事精；威廉姆斯老师（似乎还不习惯称他是威老）则温暖慈悲。

我依然记得 2011 年 11 月正念减压创始人卡巴金在首都师范大学作学术报告时，他的开场："我，一个西方人，怎么可以在这里跟你们讲正念。正念是流在你们的血液里，刻在你们的骨子里的。"当我为老师作着同声翻译的时候，心里充满了感动、温暖和信心。十年间，卡巴金三次来到中国，身体力行地激励着华人正念的开展和深入。如今，正念在中国医疗、心理、企业、教育、司法、竞技体育等主流领域得到了长足发展。而最早由卡巴金夫妇提出的正念养育／正念父母心的理念，经由"正念养育／正念父母心"课程的形式成了很多中国家庭在养育下一代这个奥德赛般的英雄之旅中的蓝图、工具和智慧。面对女性在中国和世界的处境，专为女性成长而设计的正念修习"Girls4Girls 为你而来"也应运而生。正念在东方复兴的今日，第一代华人正念人已然长成，开始用母语直接教授西方正念体系课程，并孜孜整合着中国元素，挖掘着正念的中国之根。我怀揣着一个殷切的期望："正念在中国继续主流化的第二个十年（2022—2031年），愿颉腾文化发现和支持华人正念导师根植于鲜活实践的叙述。在世界正念大花园里，栽培一朵来自东方的花。"

走进正念，就是走进自己，也是走进世界！

童慧琦
正念父母心课程及"Girls4Girls 为你而来"创始人
斯坦福整合医学中心临床副教授、正念项目主任

推荐序

正念：医患双方的共赢之道

正念禅修

正念禅修是目前全球范围内蔚然成风的一项心灵活动，无数人从中受益。它就像另一种形式的运动健身，只是锻炼的不是身体和肌肉，而是大脑和心灵。通过日复一日的训练与净化，可以让身心层层升华，达到宁静、平和、快乐、满足、鲜活、丰富、完整，乃至圆满的巅峰。

为什么要正念禅修

众所周知，人是肉体和精神两方面的组合。它们二者都有着各自的需求，因而衍生了物质生活与精神生活两个维度。物质的需求，可以通过食物、水、空气等来实现。但这一切，却无法给心灵提供滋养。精神的诉求，需要通过禅修来予以满足与调整。

正念禅修，是心灵的粮食与能源，也是心灵训练的有效手段。就像不锻炼身体会生病一样，如果心灵没有锻炼，同样也会生病。正念禅修，是为心灵量身定制的能量补给系统，就像从食物中吸收营养，可以使身体健康一样。从禅悦中也可以提炼出精神必需的营养，以保持精神的强大与灵动。

通过禅定，可以控制情绪、培养慈悲心，提升创造力、记忆力、专注力和自律能力，平息焦虑、哀伤、抑郁等负面情绪，让情绪更加稳定平和。可以为迷茫的人们指点迷津，让人走出阴霾，摆脱痛苦，还可以减少恐惧感，减轻对疼痛的敏感性，提高多重任务的处理能力。在禅修的状态下，各种奇思妙想、深刻见解、创意、灵感或直觉都会涌入意识。甚至可以重塑大脑，彻底改变人的思维方式，让内心更加平静、幸福、理性、客观，能以更好的状态面对工作和生活，甚至像孩子一样随心所欲、天真烂漫地欣赏生命中的种种遭遇。

更不可思议的是，在禅修的宁静而空灵的状态下，有些人会发生回归本源的神奇超越，达到证悟宇宙真谛的无上境界，这更是人生的至高追求。

西方社会与正念

正因如此，故而正念在西方十分盛行，可谓风头正劲。西方也在正念方面做了大量研究，并发现禅修对于精神健康的极大助益。关于这一点，有众多数据可以说明。同时，禅修对于心灵疾病的疗愈，也起着不可或缺的作用，并收获了可喜的治疗效果。

2016年，我曾访问了哈佛大学医学院，他们对禅修与抑郁症关系方面的研究已经长达十多年。他们告诉我：在严重到有生命危险的阶段，抑郁症患者需要服用药物。稍微缓解以后，就可以通过禅修的介入来辅以治疗。随着治疗的深入，可以一步步减少药物量，并达到最终痊愈的效果。禅修可以在大脑中产生新的脑电路，不需要吃药，仅仅依靠打坐，就能够达到神奇的疗效。

2015年，我也和《叶子轻轻飘落》这本书的作者进行了交流，她是一位美国的医护人员。通过交流得知，为了让医护人员在遇到问题时，能迅速找到恢复与修复的力量，他们对医护人员进行了有序的禅修训练。结果发现，禅修对他们的心理健康和学习工作都有着超出预期的帮助。他们进一步发现，慈悲禅对医护人员、患者与家属都有相当明显的改善作用。

没有正念的医患关系，紧张且冷漠

他们告诉我：如果医生没有慈悲心，在与患者天长日久的接触、冷眼旁观家属的悲痛，并经常与死亡交手的过程中，会让原有的同情心和慈悲心逐步淡化甚至消失，很容易变得麻木不仁，冷漠无情，继而产生极大的职业倦怠；因为没有同理心，在目睹病人与家属的痛苦时，也仿佛事不关己，将患者看成没有情感的物件，例行公事地操作，浮皮潦草地应付，很容易施治南辕北辙，造成治疗过程的严重失误，不但不能治愈患者原有的疾病，甚至有让患者染上其他并发症的可能，患者与家属对医院彻底失望，继而给医院带来不同程度的经济损失和负面影响；工作失误产生的挫败感，也会让医护人员精神上遭受重创，造成心理阴影，令他们变得萎靡不振，免疫力下降，罹患疾病，进而感觉工作与生活没有意义，甚至走上绝路。

叶子
轻轻
飘落

正念是医患双方的共赢之道

他们制定了八周的训练时间，每周一次，每次两个半小时。结果发现效果十分显著，一轮的禅修下来，基本上可以减少50%的忧愁焦虑不开心等心理疾病，对于调节医患关系、令患者迅速康复等，有着神奇的疗效，有70%~75%的禅修者觉得收益良多。通过禅修，医护人员提升了慈悲心，心态更加平静健康，他们越发认识到自己每天都在利益他人，前所未有地发现了工作的意义和价值，再也不会发生职业倦怠，更愿意诚心诚意地服务患者。患者通过医生的眼神和言行，也读到了真诚的关切与爱护，继而感到温暖。医患双方达到了最佳的默契度，再也不会发生失误，患者也更容易康复与痊愈。即使病情恶化，病人膏肓，有慈悲心的医护人员也可以很好地帮助临终患者。如果没有禅修的基础，他们不愿意也不知道如何去帮助患者走完生命的最后一程，这一切都是禅修带来的根本性改变。双方获益的结果，也给医院带来了极好的经济效益与良好声誉。

在此，我真诚地为广大的医护人员和其他从业人员推荐包括《叶子轻轻飘落》在内的"走进正念书系"，在这些书里，详细地介绍了一系列完整的正念方法，具有简单易学的实操性。希望读者能从中获得启发与帮助，在医疗体系乃至所有行业中，注入一份宁静祥和的氛围，让所有人的生活、工作乃至人生，都获得质的超越。

慈诚罗珠

叶子
轻轻
飘落

译者序

缘起

在参加晨星项目[①]时，有幸结缘《叶子轻轻飘落》一书，并参与其翻译工作。

这是一本关于正念护理的书，语言通俗易懂，内容简明，实操性强，便于初学人员立刻投入练习。作者苏珊·鲍尔-吴女士是正念冥想的长期实践者，对正念有着深刻的理解和体悟，她在书中用简单的语言将正念的核心思想合盘托出，相信这本书能够帮助到更多的人。

这本书的缘起，说来也是非常殊胜。一天，朋友联系

[①] 由北京启明星辰慈善公益基金会发起的，三智书院执行管理的，旨在创建具有中国特色的心理学理论体系和实践应用体系的公益性项目。项目特别策划了"心理学与传统文化联合培养班"传承、落地并践行传统文化，让来自西方的心理学本土化；整合、融合东西方的智慧，探索身心安顿之道。

我，问我是否愿意参与一本书的翻译，是关于医护领域正念练习的书。我爽快地应下了。因为国内正缺少专门针对临终病人及其家属、医护人员的心理辅导书，而《叶子轻轻飘落》提供的方法——正念，可以很好地帮助饱受病痛折磨的患者及家属、医护人员缓解心理压力。后来我才知道，最初是慈诚罗珠堪布①促成了这个机缘。他在美国访问时从作者那里得到了本书的原稿，同时作者也热切希望能将这本书及书中思想传播到中国，这才有了中文版的《叶子轻轻飘落》。

于是，在李春老师（中国叙事护理的开拓者）的号召和组织下，我们召集了全国 22 位在岗的护理人员，一起边翻译边学习，深入体验正念护理的内涵和精髓。在如今这个特殊的时期，奋斗在抗疫一线的白衣天使不仅工作负荷大，而且面临较大的心理压力。原本担心翻译工作会增加他们的负担，可没想到的是，《叶子轻轻飘落》反而在这个时候给他们带来了正念的慰问和关怀。

---

① 慈诚罗珠堪布，1962 年出生于四川省甘孜州的炉霍县境内，22 岁时在色达喇荣五明佛学院剃度出家。身为五明佛学院的传戒堪布，同时又是学院教务科的主要负责人，他正与众多高僧大德一道，以闻思修、讲辩著等方式精进护持、弘扬、光大着如来所传教法及证法，著有《忠言心之明点释》《中观根本慧论讲记》《慧度问答》《前世今生论》《慧灯之光》等。

精华

　　全书分为三个部分：正念、慈悲和联结。正念是从觉察自己开始，慢慢从头脑编织的故事中走出来；慈悲是开始真诚地关怀自己、他人；在此二者的基础上，我们才能实现真正的联结。

　　正念让我们开始真正地体验生活，而不是被"目标"盲目牵引，或被"自动反应"所控制。觉察，是走向自由的第一步。过去，已经过去；未来，还未来到。过去和未来是我们大脑的记忆和幻想，都不是当下的体验。然而，由于大脑的惯性，我们往往习惯性地被"过去"和"未来"的故事所控制，并为其担忧和焦虑，从而消耗过多的心理能量。正念，从观呼吸开始，让我们与身体联结，回到当下的体验中。

　　慈悲，佛学词语，原指慈心和悲心；在本书中，还包括随喜的心、感恩的心。慈悲首先要从自己开始，善待自己、理解自己、接纳自己。继而，将慈悲扩展到身边的人、更大范围的人，我们的心理空间得到不断的扩展，心量得到大的提升。慢慢地，你会发现，慈悲是生命的能量之源。

　　联结是生命现象的本质，也是我们所居世界的表现形态。我们的真实本质彼此相连，相融共生。当我们意识到，我们与这个世界的一切都联结在一起时，就会看清"小我"的孤立无援其实是一种虚幻的念头；当下的每一刻，其实都是生生不息、运作变化的一部分。那么，一切其实都是美好的进程，即使我们"飘落"在尘土中，也是美丽的归宿，与这个世界依然联结在一起。

实操

这是一段难忘的旅程。

与参与翻译和学习的每位伙伴，每天晚上 9:00~10:00，我们准时相约在线上。首先我针对大家初译的稿件进行修正和讲解，然后，带领大家一起体验书中的冥想练习。在分享环节，伙伴们对于引导词的感受性和准确性反馈自己的见解，我们便又一起修改引导词，让它更适合我们中国文化的背景。

有些伙伴是第一次接触正念，对正念充满了好奇。在引导大家做"慈悲"一章的练习时，很多伙伴都泪流满面。我这才发现，这些每天服务于患者的"白衣天使"们，是多么需要关怀自己，并看到自己内在慈悲的力量。是啊，

叶子
轻轻
飘落

每个人都需要被关注和认可，而最深层的认可，是源于对自己的慈悲。

在练习"全情正念沟通"的冥想时，很多伙伴把它应用到了临床上。他们发现，在与患者沟通时，带着正念，时刻觉察自己的情绪、思想的变化，能够很好地保持沉静，并能准确地感受到患者的需求，自己的工作效率提高了，患者好评提高了；更重要的，自己的爱的力量也越来越强。

致谢

参与本次翻译和学习的白衣天使们有河北医科大学第三医院的李赛、天津医科大学总医院的张利敏、郑州大学第五附属医院的王娟、成都医学院第一附属医院的谢敏、滨州市人民医院的李田田、西安国际医学中心医院的王文翠、武汉大学中南医院的刘丹丹、南京医科大学附属肿瘤医院的程芳、株洲市中心医院的李娟、兰州大学第一医院的贺菊芳、江苏省中医院的王跃佳、枣庄市精神卫生中心的杨伟伟、浙江医院的楼高波、北京医院的于淑一；参与初校的伙伴有北京大学人民医院的李美佳、厦门大学附属中山医院的陈莉、南方医科大学南方医院的冯捷、北华航天工业学院的苏华、株洲市中心医院的易瑞兰、浙江医院的褚娇娇、解放军 63750 部队医院的王宏。感谢河北石油中心医院的杨琪组织了整个线上翻译和学习的过程。

特别需要感谢的是河北石油中心医院的李春老师，她的爱心和影响力，使我们有缘能够聚在一起完成这件有意义的事情，在此致敬！感谢北京理工大学的李波老师，他通读全文，提出了重要的修改意见！感谢北京师范大学心理学部曾祥龙老师对翻译的具体用词提出了建议！感谢中科院心理所的祝卓宏老师、中国传媒大学的曾海波老师和启明星辰的谢奇志博士为本书尽献智慧！

感谢我的妈妈罗玉民、爱人郭晓静、女儿王飞宇对我的支持和爱！

幸运的是，在我们寻求这本书出版机会的时候，颉腾文化的何萍老师找到我们，表示他们也在寻找这本书的翻译者，中文版《叶子轻轻飘落》就这样应运而生。一切都刚刚好，一切都很圆满，非常感恩！希望这本书的翻译给大家带来一定的收获。

再次向为此书作出贡献的所有老师、朋友致敬！

王军虎
2022 年 7 月

前言

　　苏珊·鲍尔－吴（Susan Bauer-Wu）女士（博士）充满智慧和实用建议的著作《叶子轻轻飘落》为我们所有人，包括那些身患绝症的人，打开了三扇非常重要的门：正念之门、慈悲之门和联结之门。在每一个领域，吴博士都向我们提供了令人信服的科学证据、感人的患者故事以及易于理解的反思训练。这些能够帮助人们深入理解在患病的艰难旅程中，关心自己的身体、心灵、思想和自身整体的重要性。

　　在这本书的启示下，我们知道，只有10%的人会突然死亡，而其余的人都将面临如何与疾病相处、如何面对死亡时带来的人生选择。多年来，吴博士身负重要使命，向我们展示了通往正念、慈悲和联结这三扇门的道路。她曾是一名工作在姑息治疗领域的护士；她也是一名临床科学家，曾针对干细胞移植患者正念练习效果进行了基础性研究；她还是一位长期的冥想实践者。她在医学、神经科学研究和冥想方面的独特背景给读者带来了丰富的经验和真正的智慧，她作为开拓者的勇气是不可否认的。

同时，正是因为吴博士搜集了重病患者通过正念和慈悲练习所获益处的第一手资料，她才能够为那些面临威胁生命的疾病的患者制定更为具体的反思训练，其中许多练习也可为临床医生和护理人员服务。

吴博士在她的书中问道："全然生活是什么意思？"她对这个宝贵问题的回答是，全然生活意味着拥有一个平和的思想；它也意味着欣赏自己的生活，并对一切可能性开放。她认为，全然生活意味着对生活的旅程感到好奇，有意识地培养自己的轻松感和意义感，尽管道路可能有许多曲折。吴博士也指出，我们需要接受生命的全部，包括其中最为艰难的部分；当我们必须面对我们的死亡时，坦然地体验将逝去的生命旅程。

随着本书的展开，我们会了解到，在这个旅程中，通常会遇到一些障碍。然而，我们需要知道的是，这些障碍不仅仅是外部的情况，而是我们如何应对这些情况。吴博士通过她的研究，以及直接面对病人工作的经验，发现处理生活挑战的最有力的方法，就是正念。

叶子
轻轻
飘落

在本书中，我们还会了解到，与正念相联系就是慈悲的体验。然后，我们看到，慈悲是一条道路、一次实践、一种满足。吴博士巧妙地提醒我们，通过正念，我们体验到慈悲，将正念和慈悲组合在一起，我们就打开了成为整体的潜力，充分体验生命，即使我们的生命可能正在经历疾病的侵袭。

吴博士指出一个有趣的事实，"药物（medicine）"和"冥想（meditation）"都来自拉丁语中的 mederi，意思是"关心"。这本了不起的书是一本关于我们如何照顾自己、充实生活，从而照顾世界的手册，即使当我们遇到疾病。

新墨西哥州 圣菲
乌帕亚 研究所
琼·哈利法克斯 博士

引言

足矣，这几个字就足矣。

若非这几个字，那就呼吸。

若非呼吸，那就坐在这里。

对生命的敞开，

我们总是一次又一次拒绝，

时至今日，

直到现在。

——戴维·怀特（David Whyte）

加里是一名自称 A 型人格的成功商人。58 岁时，他得知自己罹患多年的癌症已经恶化，现有的治疗方案几乎没有缓解的希望了。他知道自己的时间不多了，脑子里充斥着各种担忧：他还能活多久，能否完成项目，家人和事业会发生什么，随着疾病的发展身体会有什么感觉，他将如何死去。加里对日益变差的身体感到十分沮丧。当他醒着的时候，他感到愤怒、苦恼、悲伤和焦虑，感觉与周围的世界、自己最爱的人失去了联结。他也清楚地意识到，在余下的珍贵而有限的时间里，他不应该这样活下去。于是他不断地寻找方法，想在所有的不安和不确定感中获得内心的平静，找到生命的意义和对自己的控制感。在妻子克里斯汀和医疗团队的鼓励下，加里参加了一个正念训练和慈悲冥想的项目。几周后，他分享了自己的感触："这个项目改变了我生活的整体质量，冥想练习已经成为每天的必行活动。这其实是我治疗过程中最重要的一部分。它减轻了我的焦虑，增强了我的控制感。当冥想时，我感到放松和神清气爽。我练习得越多，我就变得越冷静。以前，我总是为一些事情烦恼，现在我专注于当下的快乐，日子已经不再痛苦——即使我在身体上真的感觉很不舒服。"

《叶子轻轻飘落》（*Leaves Falling Gently*）适合任何患有威胁生命的疾病的人，他们真切希望可以尽可能地充实生活。威胁生命的疾病是指严重的、渐进的、威胁生命质量的和缩短寿命的疾病。这本书的精华在于通过实用和易学的练习，用智慧来丰富患者最后的日子。它使人的内心更加平静、舒适，并与他人以及生命中意义重大的事物联结得更加紧密。具体来说，我们将探讨正念和慈悲练习（包括个人反思和引导冥想），从而培养清晰、稳定的大脑，栩栩如生的日常体验，以及感恩、慷慨、宽恕和友爱的人际关系。这本书的目的，是在你无法控制世界的变化和挑战时，帮助你感受到生命的完整性，并更好地活着，最终在平静中死去。

作者的视角

我作为一名肿瘤学和姑息治疗领域的注册护士和接受了正念减压训练的教师，也是一个身心研究者——一直聚焦于重大疾病期间、生命末期应用冥想的患者，我的职业经验就是我写这本书的动力。作为实践正念训练和慈悲冥想很多年的人，我也经历过家庭成员和亲朋好友的病重与死亡，在这里我想把自己的个人经验分享给大家。我一次又一次见证了正念和慈悲带来的益处，也倾听了很多已经变得积极乐观的人们的心声。在本书中所描述的冥想和反思训练，特别适用于饱受威胁生命的疾病所带来的特有的生理、心理和精神挑战的人们，并被我、我的同事和其他人成功地应用在临床和研究中。

叶子
轻轻
飘落

与威胁生命的疾病共处

当真正与不治之症面对面时，无论怎样，都会受到压倒式的打击，就连日常活动也可能需要耗费更多的能量。尽管你尽了最大的努力，可能也无法做到你过去所做的，甚至可能需要别人的帮助。你可能会感到疼痛、恶心或极度疲劳等不适。在心理上，你可能会与极度不适的感觉做斗争，也可能会向无法治愈的疾病妥协。你的脑子里可能充满了对未来和未知的恐惧，或者对你做过或没做过的事情感到遗憾。你也可能会因为时间不够用而感到焦虑，这种焦虑会使你崩溃。也可能会为眼前的改变和失去感到悲伤或沮丧。在精神上，你可能试图理解或质疑发生在身上的事情，也可能会被吸引去探索生命的意义和对死亡的好奇。在社交上，你可能会注意到，你与爱人和朋友的关系正在发生变化——可能变得更疏远，也可能变得更亲近；也许你会意识到，你需要找到新的方法和他们一起享受乐趣、保持亲密关系，或进行艰难的对话。

全然生活是可能的

什么是全然生活？每个人都会有不同的具体答案。在这本书中，我想给出一个定义，使用它作为指导。"全然生活"意味着活得轻松、满足、充满好奇和有意义（有价值感）。这意味着，能够接受生命中的一切（包括快乐和痛苦），并随着每一天的开始，向无限可能的体验敞开心扉；这意味着，尽管身体虚弱、残疾甚至即将死亡，也能够接受一切可能发生的事情。感到不知所措也是可以理解的，当然这也是可以选择的。然而，全然地生活永远是可能的。

全然生活的障碍

常见的心理和情感障碍会阻碍你全然生活的能力。例如，你可能会因为对病情加重和死亡的恐惧而感到麻木，或者因为疾病及其治疗而感到疲惫。你可能还会愤怒地抵制那些你无法控制的变化，或者在你和你最在乎的人之间筑起高墙、远离这个世界、沉溺于过去、认为自己与他人的行为不好或能力不足，把注意力聚焦在自己和当前处境出现的问题上。这些障碍实际上源于内在：你的心智结构和情绪反应模式，它们会使原本困难的情况变得更糟。这也会困扰你，使你生命中原本珍贵的时刻黯然失色。

克服心理和情感障碍

这本书的核心是学习如何通过培养正念、慈悲和联结来克服心理和情感障碍，全然地生活。

什么是正念

正念是指以好奇和开放的态度，有意识地关注当下。正念是一种生活方式，通过五种感官（眼、耳、鼻、舌、身）感觉、内在的身体感受、念头和情绪来觉知所体验的一切，同时保持一种接纳和温和的态度。只是简单地关注事物的本来面貌，而不添加描述、评判是好是坏，不执着于喜欢的、抗拒不喜欢的，或对失去充满恐惧。

你可以通过正式的练习来培养正念，比如有意识地感受呼吸和身体的感觉；也可以通过对日常活动无意识地觉察来培养正念，比如刷牙、吃饭、走路或洗碗。随着正念的发展，积极的心理和情绪就会出现。你能更清晰地看到事物的本质。就像瑜伽让你的身体更灵活一样，正念练习让你的思维更灵活，更能"顺其自然"。当你践行正念的时候，你有平衡情绪的能力，心情很少会有极端的高峰和低谷，会对内在升起的任何情绪有一种豁达和好奇。当情绪因消极思想或其他心理障碍而陷入恶性循环时，你可以觉察自己。试着从这种自动反应的模式中走出来，使你的反应更加审慎，从而更容易接纳正在发生的一切。

正念冥想和其他培养正念的方法已经存在了几千年。然而，正念与传统西医的融合始于30多年前，随着伍斯特马萨诸塞大学医学院的乔·卡巴金和他的同事建立了正念减压（MBSR）项目而正式开始。关于正念的研究证据正在不断增加（Bohlmeijer et al.，2010；Grossman et al.，2004；Ledesma & Kumano，2009），而且，目前正念减压项目在除南极洲以外其余的每个洲都有数百个临床机构应用。这本书中描述的正念练习发源于正念减压疗法，并针对患有严重疾病的人进行了适应性修改。

什么是慈悲

慈悲指敞开你的心扉，源自减轻自己和他人身体和心理痛苦的真诚愿望。当慈悲在心中升起时，它会培养我们善良、快乐和接纳的能力。它会软化你内心的防御屏障。你还可以通过自我反省、心灵冥想和宽恕冥想、善行和利

叶子
轻轻
飘落

他行为来培养慈悲心。最新的研究表明，培养慈悲和仁慈对改善健康和提高幸福感非常有益处（Pace et al., 2009；Fredrickson et al., 2008）。在我照顾重病患者的时候，我观察到这种方法的巨大力量，它能触及一个人的内心；当面对他人的幸运、慷慨和宽恕时，激发爱、感激、幸福的感觉。曾有一个叫玛丽的病人告诉我，随着正念的练习，她慢慢地软化了内心坚硬的外壳，逐渐宽恕她的爱人并代之以感激。这对玛丽来说是一个巨大的解脱，使她能更好地享受生活，与家人和朋友的联系也更紧密了。

什么是联结

正念和慈悲为"联结"提供了肥沃的土壤，使我们自然地与生机勃勃联结，与生命意义之所在联结，与家人、朋友联结，与简单的乐趣、个人的喜好联结，与自然、世界联结。觉知（正念）、开放（慈悲）和联结，相互协作，帮助我们进一步体验到完整的感觉。

治愈和感觉完整

感觉完整就意味着治愈。事实上，"完整（whole）"和"治愈（heal）"这两个词来源于同一个词。治愈可以被定义为恢复一个人的整体感和完整感。所以，虽然你可能无法在传统生物医学意义上被治愈（例如，消除疾病），但你仍然有可能痊愈并感受到完整性，即使你的身体不像过去那样工作或你的生命濒于陨落。但当你感觉完整的时候，你的体验和人际关系会更丰富、更有活力、更有意义。从本质上讲，你的生活是充实的。

如何使用这本书

这本书分为三个部分："正念""慈悲""联结"。每一部分探索一个主题，包括基本知识和实践引导。每一部分都揭示了患有威胁生命的疾病的人面临的问题，以及简单和实际的练习方法。我也会分享一些真实人物的经历，来说明其他有类似经历的人是如何从实践中学习和成长的。我建议你一次只阅读和体验书中的一部分，因为每一部分都建立在前一部分的基础上。例如，从第一部分"正念"开始。正念的基础对于慈悲的发展是必不可少的（"慈悲"是第二部分）。正念加上慈悲让"联结"（第三部分）开花结果。我建议把书按顺序浏览一遍，然后再回到感兴趣的部分深度阅读和体验。

叶子
轻轻
飘落

一种世俗的练习，不带宗教色彩

需要注意的是，本书中的原则和练习引导是通俗的，并且不和任何宗教有关。虽然正念、慈悲和联结是佛教哲学的基础，但这不是一本关于佛教或任何宗教的书。尽管这些品质是许多宗教和文化中共同推崇的，但任何人都可以从培养人类这些基本品质中受益。

同样地，本书中的"冥想"一词可以更笼统地解释为"反思训练"，而不是一种特殊的技巧。有趣的是，"冥想（meditation）"和"医学（medicine）"这两个词来自同一个词根——拉丁语中的 mederi，意思是"照顾"。所以你可以把冥想看作一种善良和温柔地照顾自己的方式。

体验和练习必不可少

本书每一章都包括基本的体验练习，包含冥想和反思性写作。对于这些练习，我建议你阅读、暂停、实践和反思。

阅读：阅读每句话。

暂停：用一些时间来消化这些词语。

实践：体验这些词语所传达的信息，然后继续下一个短语或要点。

反思：探讨你可能从实践中获得的新见解。

仅仅阅读冥想引导和进行写作练习是不够的。如果你想真正受益，必须体验和实践它们。这就是为什么它们被称为训练。训练得越多，就越能挖掘和"细品"它们的本质。它们最终会自然而然成为你的一部分。研究证实了训练和受益之间的直接联系（Carmody & Baer，2008）。做这些练习会让你变得更专注、更有慈悲心，接下来也会更有联结感；这会让你感觉更完整，生活得更充实。

为方便读者拓展阅读和深入研究，本书配有详尽的参考文献资料，有需要的读者可自行扫码免费获取相关资源。

目录

第一部分

正
念

1

第一章
什么是正念

我们体验生命的品质，每时每刻，将决定
我们生活的品质。

——马修·里卡德（Matthieu Ricard）

正念，是以开放和好奇的态度，有意识地关注当下的能力。它通过融合五种感官体验，并留意我们头脑中不断变化的念头，不抓取或推开任何一个念头，从而对当下生活保持全然的觉醒。

正念是一种存在方式，与我们自己、我们的环境、他人以及我们周围的世界相关联。实际上，这是人类与生俱来的品质。我们可以细想，小孩是如何舔舐冰激凌甜筒或

叶子
轻轻
飘落

抚摸小狗的？孩子会不自觉并全然地沉浸在享受冰激凌的美味中，体会舌尖上冰凉的感觉；或者摸着小狗柔软的皮毛，深情地注视着小狗的眼睛。这时，小孩并没有刻意去保持聚精会神，这只是他一种自然的状态。然而，随着年龄的增长，我们普遍会失去这种新鲜感和好奇心，因为生活经历会影响我们的思维，并填充以期望、事件、规则、计划、担忧、遗憾和幻想。在充斥着高科技的现代社会，人们的相互接触越来越少，使得我们无法全然地体验日常生活。正念，让我们记起我们是谁，善待我们的日常体验，无论体验是愉快的还是不愉快的；它将带着开放、友好和接纳回归到我们自己和当下生活的真相中来。

当人们身患重病时，很容易陷入一些问题的纠缠中，如"为什么""如果当初……呢"，并被思维的风暴深深困扰。正念可以帮助你回到正在发生的现实中，然后审慎地做出符合你的价值观和需求的决策。事实上，当下是你所知的，你仍然可以在当下的生活中扮演积极的角色。正念，能够在你觉得一切似乎无法控制时，给予你一种掌控的感觉。

读者可以通过练习本书中所列出的多个简单方法来培养正念。

体验事物的本来面目

　　正念是对任何正在发生的事情保持开放的心态——你的身体、你的头脑和你周围的环境，并在不强迫改变任何事情的情况下，体验事情本来的面目。但这并不意味着，你会总是喜欢你正在体验的事情。有时你也会感到困惑、沮丧和不安，这都是很正常的。当你允许自己轻松地进入这一时刻，只是觉察，而不是拒绝、抗拒或直接反应时，你会看到事情起起伏伏。而且，你也会发现没有什么东西是保持一成不变的。你只需要与当下待在一起，无论发生什么，只是关注它，就能帮助你更多地了解自己以及你与周围世界的关系。相应地，一种更为宽广和接纳的感觉会自然而然地出现。

回应与反应

　　生活总是充满了担忧、失望和烦恼：当你得知病情加重或配偶失业时；当你期待与你关心的人沟通交流，却迟迟未能实现时；当你被大声斥责时；当有人不停地打扰你（被告知后仍屡教不改）时；或者在电话接通前等待了很

叶子
轻轻
飘落

久，最终却只有电脑留言的声音时……类似的事情可能每天都会发生，从而打破你平静、安全和完整的感觉。问题是：在这种情况下你通常会怎么做？

通常你的反应是自动的，就像膝跳反射一样。你甚至不知道自己的反应是什么，直到事后才意识到，也可能你从来没有意识到自己做了什么。反应通常是念头（如我不配这样）、情绪（如沮丧或愤怒）、行动（如大喊大叫、转身离开或保持沉默）和身体体验（如肌肉紧张）的组合。一些极端却又相当普遍的激烈反应包括：用强烈的、伤害性的语言猛烈抨击，大力地摔门、扔东西或对他人进行人身伤害，或突然挂断电话。其他更为消极的反应包括：通过隔离、冷漠或粗鲁的行为、出走或逃跑来远离他人。不管具体的行为如何，你的反应往往会产生有害的后果。结果，你可能感觉更糟糕；你可能会自嘲，对自己的所作所为感到后悔；你也可能硬着心肠，筑起高墙。通常，当你做出反应时，你的言行会对你和他人产生负面影响，人际关系会受到无法挽回的损害。更为严重的是，你的反应可能导致严重后果，削弱你的幸福感，干扰你全然生活的能力。

然而，一种有益的方法是做出回应而不是自动反应，正念在这里起到至关重要的作用。回应意味着充分意识到形势，并意识到你如何应对威胁或挑战。保持正念有助于你在做出自动反应之前控制自己。因为，当你保持正念的时候，你可以有意识地暂停，暂时退后一步，评估正在发生的事情。有了宽广的意识，你就会成为一个对当下充满好奇的观察者。你清楚地意识到你在经历什么，但并不迷失其中。通过冷静地理解，你可以客观地考虑不同反应的潜在结果。在这个清晰、扎实和有力量的当下，你可以审慎地说话、行动，或者什么都不做。当你做出回应而不是反应时，你会做出更好的决策，也更不容易遭受痛苦的负面影响。最终，你会感到更快乐、更完整，你的人际关系也会更牢固。

自动驾驶状态

你是否曾经有过这样的体验，当你在开车时，不记得在几分钟前经过了什么地方？吃完一顿饭，发现自己不记得吃过什么食物？在洗澡时，完全没有注意到皮肤上的水和沐浴液？这就是自动驾驶的体验，即视而不见，听而不闻。从本质上说，你并没有真正在体验你正在做的事情，

叶子
轻轻
飘落

因为你的心思在别的地方。正念就是你发现自己处于自动驾驶状态的那一瞬间。当你发现自己处于自动驾驶时，只需微笑并温柔地回到体验中。

如何进行正念练习

乔·卡巴金在他的著作《多舛的生命：正念疗愈帮你抚平压力、疼痛和创伤》（*Full Catastrophe Living: Vsing the Wisdom of Your Body and Mind to Face Stress, Pain, and Illness*，1990）中描述了正念冥想练习的七种基本态度：不评判、耐心、初学者之心、信任、无为、接纳和放下。**不评判**意味着客观地观察发生在你内心和周围的事情，而不是快速做出价值判断，比如好或坏、对或错。**耐心**意味着允许随着时间的推移而展开冥想练习来学习和成长，而不是催促或强迫自己去参与这个过程。**初学者之心**意味着要有一个全新的、好奇的视角，就像你第一次体验一种情境一样。**信任**是指相信自己，相信自己的直觉，认识到自己是最了解自己身体和感受的人。**无为**意味着不被驱使去实现某个特定的目标。在冥想中，你并不需要试着感受某种特定的感受，做任何特别的事情，或者从中得到任何特别的东西。**接纳**意味着无论发生了什么或者你感觉如何，你都能够接受事物的现状。这并不意味着你必须喜欢这种情况，但接纳是治愈和积极改变自我的必要条件。最后，**放下**指的是不执着或不抗拒特定的想法或情绪。你可以看着它们来来去去，而不让它们占据你的身体并吞噬你。

如何开展正念练习至关重要。在整本书中，我们将不断地回到正念的七种态度上，这些态度是培养正念的核心，会让你的生活更丰富、更有意义。

正念不是什么

为了理解正念是什么，我们先来看看正念不是什么。

- 正念不是试图达到一种特殊的心理状态。正念允许心理状态自然浮现并被注意到，但并不强迫它们改变。
- 正念不是进入恍惚状态。相反，正念是对正在发生的事情保持警觉和专注。
- 正念不是正面思考。正面、负面和中立（不好也不坏）的想法都可能出现在脑海中，并被平等对待。
- 正念不是分散自己的注意力或者想象自己在别的地方。正念是分心和想象的对立面。正念不是让你的注意力

叶子
轻轻
飘落

从实际情况中转移开，而是关注当下发生的事情，即使这件事是令人不愉快的。

- 正念不是"做"任何事。从最简单和最纯粹的意义上讲，正念是一种存在方式，而不是做任何事情。

- 正念不是宗教信仰。无论你的传统信仰如何，每个人都可以学习正念的本质。

- 正念不是复杂或遥不可及。相反，正念是回归到一种非常简单的存在方式，并与自己、他人和周围的环境建立联系。

- 正念不是东方所独有。虽然正念是亚洲文化和宗教的基础，尤其是佛教，但真诚并善良地生活并非东方独有。正念的理念是通用的。

正念的实证

近 10 年来，对正念的研究方兴未艾，而最早的研究发表于近 30 年前。新兴的研究开始阐明正念的潜在机制（例如，当你在练习正念时，大脑和身体其他部位会发生什么），以及正念冥想和相关的练习对健康和幸福的影响。

大脑的改变

你可以通过正念冥想等练习来学习正念，这是一种心理训练。大量研究表明，通过正念训练可以改变人们的大脑工作方式，增强人们的认知、情感和生理功能（Brefczynski-Lewis et al., 2007；Davidson et al., 2003；Chiesa & Serretti, 2010；Slagter et al., 2007）。在一个非常基本的层面上，我们之所以能够获得正念技能，是因为神经的可塑性，也就是说大脑中称为神经元的细胞具有可塑性或可重塑性。从本质上说，我们的大脑有能力根据其使用的部位及频繁程度，改变自身结构和功能。当大脑的某些区域被反复激活时，神经元之间的连接就会得到加强。相反，如果大脑的某些区域不经常使用，它们就会变弱。举个例子：运动越多，肌肉就越强壮；当你不运动时，肌肉就会萎缩。正念冥想，像其他类型的心理训练一样，在练习中被使用到的大脑区域得到强化，而其他没有被使用的区域会变得更弱。大脑中与正念相关的区域包括集中注意力、适应意外变化、监控和感知环境以及感知身体内部感觉的区域（Jha, Krompinger & Baime, 2007；Slagter et al., 2007；Moore & Malinowski, 2009；Lutz, Slagter et al., 2008；Farb et al., 2007）。杏仁核是大脑中与恐惧和压力

叶子
轻轻
飘落

感知相关的区域，正念被证明会减弱杏仁核的激活，减少思维反刍和注意力分散（Brefczynski-Lewis et al., 2007; Jain et al., 2007）。神经科学研究指出，正念训练可以帮助你减轻恐惧和压力，让你更加专注，更好地顺其自然，更多地觉知周围发生的事情，从而做出更明智的回应，且与你的身体及其需求保持一致。

生活质量和症状的改变

临床研究表明，正念训练对患有严重慢性疾病的人很有好处，如癌症（Bauer-Wu et al., 2008; Carlson et al., 2007）、HIV 感染或艾滋病（Creswell et al., 2009）、多发性硬化症（Grossman et al., 2010）、实体器官移植（Kreitzer et al., 2005）和心力衰竭（Sullivan et al., 2009）。受限于研究的范围和方法，很多内容还需要进一步地研究，但总体结果是一致的，均表明正念训练对生活质量、心理健康以及疼痛、睡眠障碍和疲劳等症状的缓解有积极作用。例如，在对因自体骨髓 / 干细胞移植而住院的癌症患者的研究中发现，经过 30 分钟的正念训练，患者的疼痛和焦虑显著减轻，幸福感增强（Bauer-Wu et al., 2008）。我们还发现，患者心率和呼吸频率降低，这是体内应激反应降低的标志。保罗·格罗斯曼（Paul Grossman）是一位欧洲临床研究者，他指导了一项针对复发性和多发性硬化症患者精心设计的研究，发现为期8周的正念训练计划提高了患者的生活质量，缓解了抑郁和疲劳症状（Grossman et al.,2010）。另有研究显示，那些经历过实体器官移植并患有睡眠障碍的患者在参与了正念减压（MBSR）项目后，他们的睡眠状况有所改善（Kreitzer et al., 2005）。

对身体的作用

　　除了改善人们的感受方式外，正念训练也被证明能带来生理上的积极变化。因为正念训练可以促进大脑的变化，从而促进情绪稳定（很少会有极端的高峰或低谷）；它可以在体内启动一系列复杂的化学过程，帮助我们更好地看清楚，现实情况并非我们想象的那样具有威胁性。大脑中的化学过程随后会影响身体所有器官以及免疫系统，而免疫系统在对抗感染和控制许多疾病（如癌症、HIV感染或艾滋病）方面起着关键作用。此外，一系列的化学过程会影响身体的炎症，而炎症又与健康状况的发展和恶化有关，如心脏病、癌症、类风湿性关节炎和神经系统疾病。正念训练已被证明可以增强癌症患者（Carlson et al., 2007；

叶子
轻轻
飘落

Witek Janusek et al., 2008）和 HIV 感染或艾滋病患者
（Creswell et al., 2009；Jam et al., 2010）的免疫功能，并
降低一种称为 C– 反应蛋白的关键炎症标记物，该标记物
与心脏病和糖尿病有关（Dalen et al., 2010）。

心理健康

正念训练也被证明对有心理健康问题的人非常有效，
如反复发作的临床抑郁症（Teasdale et al., 2002）、焦虑
和惊恐障碍（Goldin, Ramel & Gross, 2009；Kim et al.,
2010），以及药物滥用（Witkiewitz & Bowen, 2010）。相
关研究已经证明，有抑郁症复发风险的人受益于一项名
为"正念认知疗法"（mindfulness-based cognitive theropy
MBCT）的治疗项目，该项目有针对性地降低了严重抑郁
症复发的机会（Teasdale et al., 2002）。MBCT 模型来源
于 30 年前马萨诸塞大学医学院创立的曾一度流行的正念减
压（mindfulness-based stress reduction，MBSR）项目。这
两个项目都是团体项目，每周进行一次，为期 8 周，包括
家庭冥想练习（推荐每天 45 分钟，每周 6 天的正式练习）。
到目前为止，许多与健康问题相关的正念练习的研究都是
基于 MBSR、MBCT 或这些项目的改进版本进行的。

实践的益处

经过短暂的冥想引导后，你可能会立即感觉良好（更舒适、更放松），但研究一致表明，正念训练量与效果的大小直接相关（Carmody & Baer，2008；Lazar et al.，2005）。自主练习的数量（不管是否聆听冥想引导录音）和与训练有素的正念导师会面的频率（单独的或者集体的）能够决定你从中获益的多少。从本质上说，你越是用心练习，益处就越大。定期练习（例如，一周几天）显然比偶尔练习要好。这就像用牙线剔牙，每天使用牙线比偶尔使用牙线更能保持牙龈健康。

你准备好了吗？

美国有句俗语叫"老狗学不了新把戏（你很难使因循守旧的人接受新事物）"，然而神经科学研究表明，这句老话已经不再适用了。我听无数人说过，他们无法专心，无法停止下来静坐，因为有很多事情让他们分心。然而，研究数据和我自己的经验表明事实并非如此。正如行为改变理论所强调的，采用新的行为或停止旧的行为需要做好准备，这是学习或改变行为的真正愿望和意图（Prochaska &

叶子
轻轻
飘落

Velicer，1997）。当你开始踏上培养正念的旅程时，请记住你的初心、承诺和实践方法，并保持自律，这将对练习的效果产生实质性的影响。

培养正念

本书中描述的冥想练习旨在帮助你培养正念，使之与你自己融为一体。这些练习并不是为了让你只在特定的时间或遇到特定的情况时做，我希望你每天都保持专注，用正念保持心态平静，清晰、充实地驾驭人生起伏的波涛。

定期练习

为了培养正念并使其融入你的日常生活，需要进行定期的正念冥想练习。如前所述，研究一致表明，持续练习会带来不同，并直接关系到你获得的益处。冥想半小时后，你可能会感觉更好，但如果你只是偶尔冥想一次，效果就不会持久。

聚焦于中立点

培养正念的第一步是学习如何稳定大脑。在我们醒着的时候，大脑总是很忙（对我们中的一些人来说，即使是在睡觉的时候大脑也很忙）。大脑总是很自然地从一个想法跳到另一个想法。把注意力聚焦在一个中立点上，是让你稳定大脑、集中注意力的最简单方法，就像使用锚阻止船只漫无目的地漂流或在暴风雨中颠簸一样。当你将意识带到一个容易接近的、中立的焦点时，瞬间的觉察，都可以让你体验到当下。在这方面，中立意味着它不会引起强烈的情绪或身体反应；它不会让你心烦意乱，也不会让你兴奋，你通常也会认为它是无关紧要的。

呼吸

呼吸是一个常规的中立焦点，因为它时刻伴随着我们。只要我们活着，我们就在呼吸。对大多数人来说，呼吸并不费力。它存在于我们活着的每一刻。我们不用刻意去呼吸，它就在不断地发生着，就像海浪不停地拍打海岸一样。

如果呼吸困难

然而，对于一些人来说，当潜在的健康问题导致了呼吸困难，那么呼吸就不再适合作为一个中立的焦点。在这种情况下，把注意力放在呼吸的感觉上可能会引起更多的不适。如果你呼吸困难，那么就需要确定另一个中立焦点，用它作为锚，帮助你一次又一次地回到当下。这个锚应该是身体的一部分或某种特定的身体体验，而不是你身体外部的东西，因为无论你身在何处，都需要用这个焦点作为一种资源，它必须时刻伴随着你。可以选择手、前臂、脚或耳垂作为中立焦点。你需要探索并确定你身体的哪一部分对你来说是中立的。

冥想练习
觉知①呼吸

- 选择一个舒适的姿势，可以是坐着、躺着或站着。

- 随着空气进入你的身体，有意识地去感受它带来的感觉。空气可能存在于你的鼻孔、口腔，或两者都有。当空气慢慢进入你的身体时，你可以感受到它的温度（如凉爽）和湿度（如潮湿或干燥）。

---

① 译者注：觉知是一种对某物有所认识或有所意识的内部主观状态。自我觉知是个体把自己当作注意对象时的心理状态。比如说，"我在走路"不是觉知，稍微警醒一下变成"我知道我正在走路"就是觉知。

- 感受空气向下进入你的身体，充满你的肺，使你的腹部隆起。

- 注意吸气和呼气之间的短暂停顿。

- 当你呼气时，注意你的腹部的下降，空气从腹部通过胸部和颈部，然后通过鼻孔或嘴巴呼出。

- 这样做几次循环的吸气和呼气后，你会觉知到空气进入和充满你的身体，然后再被释放和离开。

- 为了帮助你安定下来并集中注意力，特别是在你刚开始进行这个练习的时候，你可以选择对自己说：吸气，我知道我在吸气；呼气，我知道我在呼气。

- 不要试图改变你呼吸的节奏，让自己以自然舒适的方式进行。伴随着吸气和呼气，简单地将觉知带入呼吸的体验中。

〜〜〜〜〜〜〜 冥想练习 〜〜〜〜〜〜〜

备选方案（如果呼吸困难）

- 选择一个舒适的姿势，可以是坐着、躺着或站着。

- 用意念扫描你的身体，并确定一个中立的焦点。这是你身体的一部分，不会引发任何强烈的情绪、回忆或不适。

叶子
轻轻
飘落

你可以选择手、前臂、嘴唇、耳垂或脚等部位。你最清楚什么地方对你来说是中立的，选择专注于身体单侧的某个部位。

- 把觉知带到身体的这个部位。注意这个部位的感觉，如刺痛、跳动或其他感觉。觉察身体外部的感觉，比如凉风或者皮肤与衣服接触的感觉。

- 聚焦在这个中立点，想象你吸气的时候它也在吸气，呼气的时候它也在呼气，并持续几分钟。

每一天……

在白天，如果你发现你的大脑在快速运转，你很难集中注意力，或者你感到被愤怒、沮丧或绝望所淹没，那么立刻停下来。

① 停止你正在做的事情，暂停片刻。

② 用心呼吸，觉知空气进入你的身体并充满它，然后再将空气释放出来。

如果你有呼吸困难，那么聚焦身体的其他中立部位，想象自己在该部位呼吸。

③ 留意你的想法和感觉。仅仅以一种好奇和冷静的方

式去注意它们，而并不陷入其中。

④ 无论你在做什么，都要保持觉知和温和的态度。

谨记

正念是一种专注做你自己、记住你是谁，并善待自己的体验——无论是愉快的还是不愉快的——的方式。无论何时何地，当你感到焦虑、困惑或不知所措时，你都可以回到呼吸或身体的一个中立焦点，重新集中注意力，并由此感觉更加踏实。当你开始踏上培养正念的旅程时，请记住你的初心、你的承诺和实践方法，并保持自律，这将对练习的效果产生实质性的影响。

叶子
轻轻
飘落

2

第二章
调谐你的身体

当你觉得你的身体有这样或那样的问题时，
是否应该首先感知到拥有一个身体是多么
美妙？无论你认为它看起来或感觉起来怎
么样。

——乔·卡巴金《多舛的生命》

调谐的想法——去看、去聆听、去与你的身体进行亲
密对话，了解你在某个特定时刻最真切的感受——对大多
数人来说，是陌生的，甚至是使人反感的，特别是对那些
罹患重病的人。你可能想知道，为什么只有当你身体衰弱
或感觉不舒服的时候，你才想要更多地关注你的身体呢？

调谐你的身体，是接纳身体当下状态的入口，这会允

叶子
轻轻
飘落

许你获得更大的接纳感。调谐身体能帮助你意识到让你不舒服的身体症状（如疼痛或恶心），而且注意到，每次的症状似乎都不尽相同。实际上，它们每一刻都在变化。它让你意识到重要的身体信号并选择如何回应这些信号。通过调谐，你可能会意识到你现在的感受与几小时、几天甚至几周前的感受没有明显的差异。因此，当你感到不适时，你就不太容易惊慌失措。调谐，是对觉知的一种开放，让你觉察到你自然反应的模式，并为身体的真实感受创造其现实的意义；它也是觉察自己身体状态和健康状态的最佳机会。你或许开始意识到，虽然你被诊断患有疾病，但你的整体性并没有被破坏。

善待你的身体

与许多患有威胁生命的疾病的人一样，你可能会觉得你的身体背叛了你。你可能会感到沮丧，因为这些年来你努力照顾好自己，但并没有阻止毁灭性的疾病抬起它那丑恶的头颅。你为什么要和一个让你失望的身体做朋友？

善待你的身体并不意味着你必须喜欢它所发生的一切。相反，这意味着你要真诚地聆听它、和善而温柔地对待它，就像是对你最好的朋友一样。如果你愿意与你的身体一起，接受它所有的弱点和不完美，这将使你到达一个更深层的自我认知和接纳，进而推动身体的疗愈。

细想以下问题：因感觉被身体背叛而怀恨在心对你有什么好处？如果你和你的身体联手并成为朋友又是怎样的情况呢？

感觉只是感觉

调谐身体的第一步就是意识到感觉只是感觉，而你只是一个好奇和超然的观察者。通常情况下，对身体发生的事情大脑倾向于做出单一的、带标签的理解。比如"疼痛"，也许意味着疾病已经出现。然而，如果你退后一步，好奇地观察你的身体感觉，你就会意识到疼痛不仅仅是一个巨大而难以忍受的"事"，而是一系列众多微妙的身体感觉的集合，如迟钝、尖锐、疼痛或悸动等感觉的组合，而且每一刻都在发生变化。你可能也会注意到疼痛中断、没有感觉的时刻。将感觉视为单纯的感觉，专注于它们细微的波动和变化，能够削弱它们对你的影响。

围绕感觉的故事

针对不同的感觉，人们一般会很自然地虚构一个故事，用其叙述发生在身体或生活中的事情。需要注意的是，故事并非是事实，未必与当下的客观事实相符；相反，故事可能是做过的噩梦、过去的遗憾、大脑的评判、对未来的幻想，或者是对过去发生的事情的执着。如日常生活中的一个例子：当你找不到你的钱包时，你立即变得惊慌失措，然后编织出一个钱包被偷的故事。故事是自动的，但它可以左右你的一切。它们会刺激大脑，反过来又会刺激你的身体，进而动摇你的世界。

对于患有重病的人来说，心理故事的情节很容易跳到最坏的预测，进而带来评判和自责。这些故事会让你在脑海中历经一场可怕的冒险，同时让你的身体做出相应的反应，就好像你真的在经历这个故事一样。例如，如果身体出现一种新的不适感，你会立刻陷入惊恐的状态，伴随着心跳加速、呼吸急促、消化不良和睡眠困难，因为你想象疾病正在恶化或是你做了什么导致它恶化。你的想法会消耗掉你的精力，并在你的脑海里一遍又一遍地重复，掩盖了生活中实际发生的一切，以至于你注意不到周围发生的任何美好的事情。

在日常生活中，词语"疼痛（pain）"和"痛苦（suffering）"经常互换使用，但是，这两者之间有明显的区别。疼痛是指一个令人不愉快的身体信号，它提示你身体的不适。痛苦是指你与疼痛或不适的联系，它是你的大脑对身体信号做出的回应或产生的理解或阐释。你对疼痛所建构的意义，以及你对疼痛的理解方式，实际上决定了你的体验，这会放大不愉快。有一个古老寓言故事说：当箭意外射入你的手臂，你感到疼痛。而你的回应却是握住箭杆，把它往里推。要知道，箭射入手臂是不可避免的，但把箭插得更深则是可以避免的，你的回应方式（把箭往里推）只会让体验呈指数级恶化。在这个故事中，假设箭头代表了一个心理故事：我应该遭受疼痛，这还只是一个开始，紧接着，更多的痛苦会接踵而至，或者更糟的事情会来临。这个故事会让人充满焦虑，每一个版本都会导致你体验更多的不必要的痛苦。令人惊讶的是，我们的大脑早已习惯这样，在收到一种不愉快的感觉后编造一个复杂的故事，制造并延续恐惧和担忧。如本书中所述，当你在故事中走神时，正念练习可以帮你控制自己，保持清醒。

　　一位女性癌症患者在练习正念后分享了她的体会：

　　我发现，有时候当我感到身体有点痛，继而开始担心

叶子
轻轻
飘落

时，我就会觉察自己，把注意力转向我身体的感觉，想象把呼吸带到身体那个疼痛的部位，慢慢地，我能感觉到疼痛散开了。这样做，让我不再感到惊恐和害怕。

不愉快的症状

患有威胁生命的疾病的患者几乎普遍会感到身体不舒服。身体的症状和不适程度与具体的疾病和治疗相关，并受年龄、遗传因素和过去经历的影响。常见的不适症状包括疲劳、疼痛、恶心、麻木、虚弱和瘙痒等。

不适症状有急性和慢性之分，我们需要注意到急性症状和慢性症状之间的差异。急性症状是一种快速出现、强度急剧增加但持续时间短的身体感觉。它们有可能非常严重，比如在0~10分的症状范围内评分能达到9分或10分的级别（0表示没有不适，10表示你能想象到的最严重情况）。急性症状既不能忍受，也不能忽视。剧烈的疼痛或其他症状是身体发出的重要信息，并具有重要参考价值。聆听你的身体并明智地做出回应是非常关键的。

慢性症状是持续数周、数月或数年的身体不适感，其不适程度通常可以忍受，并需要你"与其共存"。虽然可以忍受，但它们会让你疲惫不堪，并打击你的信心，使你的幸福感黯然失色。

识别急性症状和慢性症状的区别是非常重要的。急性症状需要立即采取行动应对，这时你的身体非常强烈地告诉你有些事情是不对劲的。忍受或忽视急性症状并不明智，相反，应积极寻求医疗援助、服用药物，或者两者兼而有之。另外，慢性症状可以采取较为顺从的反应，比如将意识带到身体的感觉上以及与感觉相缠绕的心理故事中。本书中的正念练习可以帮助你区分急性症状和慢性症状，并做出最恰当和最合适的回应。

你不等同于你的痛苦

很多时候，你很难将自己与痛苦本身以及你的经历分开。不舒服的感觉和过往的经历时刻吞噬着你，使你失去了客观的判断力。学习调谐可以帮助你增强觉察的能力，并重获客观判断力。通过练习，你可以梳理和区分出什么是不愉快的感觉，什么是你的冲动、判断和心理上编造的故事，以及你是如何认同自己的体验的。你逐渐开始意识到，你不是痛苦（或任何其他不适）本身，也不只是一个病人，更不是一种疾病，以及其他更多你认同的东西。

直面，而不是抗拒

我们一般很难做到直面自己不赞同的观念，一种本能的反应就是抵抗它、回避它，或者逃离它。事实上，这些都是有局限的，而且需要耗费很多精力和体力。从短期来看，分散注意力似乎有所帮助，但它不能使你真正学会如何面对正在发生的事情。有趣的是，你可能还会注意到，当你试图忽略或回避某件事时，它实际上更像是一种广泛而持续的存在，在你身边如影随形。而当你直面它并注意到它带来的不适时，它反而失去了对你的控制力。有时，只要将你的注意力转向疼痛或其他难受的感觉，并在身体的这一部位吸气和呼气，就可以消除不适的感觉。这个过程使你能够掌控自己，以便做一些有益的事情，比如改变你的姿势、服用药物，或者将你的注意力转移到一些中立或愉快的事情上。这样你便学会了如何处理它。通过直面不愉快的感觉，你会发现它并不像想象的那么糟糕或难以忍受，并且会带来更深刻的领悟。

值得注意的是，这种直面的做法适用于慢性病、轻度至中度症状的疾病，如前所述。严重而剧烈的急性症状最好是通过分散注意力、寻求帮助或服用药物来缓解。

～～～～～～ 冥想练习 ～～～～～～

身体扫描冥想

～

身体扫描冥想是一个学习调谐和善待你的身体的好方法。它通过慢慢地、轻轻地、系统地扫描身体的不同区域，从而培养觉知的能力。它有助于培养专注能力，有助于我们灵活适应各种感觉，从而更好地接纳自己。

- 以接纳和好奇的态度，关注身体扫描期间或之后出现的任何想法，看看能不能做到只是让它呈现而不去相信。即便是做过多次身体扫描，每次做的时候，你的身体状态、精神状态以及环境也不会和以前任何时候完全一样。

- 需要注意的是，你是否试图强迫自己要有某种感受，是否想从这次体验中有所收获。这些想法是正常的，但它可能会妨碍你体验身体本来的感受。

- 当你把注意力放在身体的不同部位时，请时刻保持觉知，带着觉知去如实地感受。

- 要意识到你是否抗拒将觉知带到你的身体。如果有抗拒，只需关注这个抗拒以及与抗拒相关的感觉、想法或情绪。留意你是否对自己有评判。保持觉知，并允许抗拒，将呼吸带入这个抗拒中。

叶子
轻轻
飘落

- 调整姿势，把自己安顿在一个舒适的地方，躺下或保持一种放松的姿势，让你感到被支撑又能保持清醒。你可以用毯子盖住自己，因为当身体静止一段时间后，体温往往会下降。

- 当你准备好时，闭上眼睛，或微微保留一条缝。

- 休息片刻，觉知你呼吸的自然节奏。

- 只要你的身心安定下来，就将觉知作为一个整体带入你的身体。意识到你的身体正在休息，同时被床垫、地板或椅子支撑着。

- 身体扫描通常遵循以下顺序：从左脚脚趾开始。然后将你的注意力转移到左脚的不同部位（脚掌、脚后跟和脚面），沿着左腿向上移动到骨盆，经过骨盆向下到达右脚趾，再向上经过右脚和右腿，回到你的骨盆。然后将注意力转移到你的腹部、背下部、背上部、胸部和肩膀；再到双臂，一直向下来到你的手指；再经过双臂回到你的肩膀。将注意力从肩膀转移到脖子，再到脸部和头部的不同区域。最后，将觉知融入你的整个身体。

- 关注你身体的每个部位不同的感觉：包括感觉的性质、强度和稳定性。尝试了解你真实的感受，如温暖、刺痛、酸痛或钝感。接受身体某些部位没有任何感觉的可能性，这是很常见的，完全没问题。

- 在你身体的每个部位停留片刻，并想象把呼吸引向你关注的部位。你也可以想象吸入充满活力、具有治愈能量的空气，呼出紧张、疲劳、焦虑的感觉。请在每个部位吸气和呼气几次。

- 当你的思维在身体的每个部位停留时，调谐到你正在体验的任何感觉，包括它们的微妙特质。注意它们是稳定不变，还是此消彼长，或者慢慢完全消失了。你可能会注意到，这些感觉每时每刻都在变化，或者从身体的一个部位转移到另一个部位。你会发现，这些感觉有些是愉快的，有些是中性的，有些是不愉快或不舒服的。

- 允许想法或情绪出现，不要回避或控制它们。只需带着好奇心观察它们，而不是陷入其中或者评判和解释它们。当你陷入一个评判（比如我不应该有这种感觉或我做错了）、一个心理故事、一段记忆或一个不相关的想法时，只需暂停下来。知道你已再次陷入自己的思维定式中，你甚至可以微笑着对自己说：我在想这些东西，这不是很有趣吗？当你发现你的意识游离了，这是让你重新集中注意力的一个很好的提醒，深吸一口气，回到你刚才所关注的身体部位。

- 如果你在身体扫描期间睡着了，也请友善对待自己。这说明你的身心得到了足够的放松而让你悄然入睡，并让你得到所需要的休息和恢复。这个练习的目的不是让你睡着，尽管你睡着也没关系。当你发现自己处于恍惚状态时，请用深呼吸来唤醒你的身体，必要时，调整你的

叶子
轻轻
飘落

身体位置（这可能有助于唤醒它）；当你准备好时，回到你刚才所关注的任何身体部位。

- 如果你身体某个部位不舒服引起了你的关注，保持接纳，让你的注意力停在那个部位，不要试图忽略它。关注到那个不愉快的感觉。同样地，你可以想象一下吸入并呼出它们的情景。注意不适感是否减轻了。如果有必要，小心地将你的身体重新调整到更舒适的位置；然后继续身体扫描，回到你刚才所关注的任何身体部位。

～～～～～ 反思性写作 ～～～～～
调谐

开始写作练习时，先让你的身心平静下来，花点时间让你的注意力集中在自然的呼吸节奏上。然后，当你感觉注意力集中时，阅读以下每个问题，安静地与你的身体达成调谐，并写下你的答案：

- 此刻，我心情如何？

- 我有什么样的感觉？身体上有什么样的感觉？这些感觉是愉快的还是不愉快的？

- 这些感觉的性质是什么？它们是否时时刻刻都在变化？

- 当我将注意力集中到这些感觉上时，脑海中会浮现出什么想法（故事、评判、记忆、幻想等）?

- 我产生了什么样的情绪?

- 我是否有自动拒绝或欢迎某些感觉的冲动？如果是的话，是如何做的呢?

- 通过这个调谐身体的练习，我对自己有什么洞悉呢?

- 现在，当我完成这个写作练习时，我此刻的感受如何?

每一天……

- 在一天中，通过身体和精神上的暂停，进行简单的身体扫描，调谐你身体当下的感受。

- 每当大脑开始评判或编造故事时，觉察大脑对身体感觉做出的自然反应。

谨记

通过身体扫描的练习培养调谐身体的能力，是理解和友善对待身体的一个入口，是对当下的接纳，这会让你体

叶子
轻轻
飘落

验到更大的被接纳感。调谐，是一个觉察自己身体状态和健康状况的机会，它让你意识到你的整体性并没有被破坏。把感觉视为单纯的感觉，并注意到它们细微的差别和波动，从而削弱它们对你的影响。

以下是练习身体扫描的一些技巧：

（1）尝试每周至少做 4 次某个版本的身体扫描冥想。

（2）花点时间练习，最好不要着急，慢慢仔细地探索身体的每个部位。

（3）全身扫描大约需要 45 分钟。

（4）如果你没有时间或精力进行全身扫描，那就选择身体的一个部分来扫描，如你的四肢，甚至只选择一只手臂或一只手。

（5）如果你担心在身体扫描期间会睡着，请在你精力最充沛的时间进行此练习，推荐在上午的时候。

3

第三章
徒劳无益的想法与无法遏制的情绪

当你看穿恐惧，恐惧将不复存在！

　　玛吉感染 HIV 病毒已经多年，后续病情愈发严重，最终被确诊为艾滋病。尽管她腿脚依然灵活，感觉尚可，但一个情景总是反反复复地浮现在她的脑海里：她极度虚弱的样子，生活不能自理。

　　每一次脑海中浮现出这样的情景，她都会陷入无比的悲伤中，同时伴随着对未来的极度恐惧和对往事的懊悔。一旦想到这里，她会顿时感到胸部和喉咙发紧，腹部痉挛。接着她双手抱膝，像个婴儿一样蜷缩在那里长达几个小时，哭泣和抽搐。

对于许多重病缠身的人来说，玛吉的经历并不罕见。时时袭来无益的想法、渐趋失控的情绪，弥漫在他们的生活中。这样的代价是，她不但失去了生活的幸福感，也消磨了宝贵的时光。那么，想要削弱这些想法和情绪，首先需要认识到它们对身体是无益的。

徒劳无益的想法

在生活中反复回忆过去，思考未来的可能性或规划未来，这是司空见惯的现象。人的大脑会自动这么做，当你没有意识到你在想什么、做什么，以及当大脑充斥着哪些想法、你有着怎样的感受时，你的大脑已经自动地这么做了。尽管有些想法可能是有益的，能激励我们积极应对并做好准备，或对自己当前的境遇有个前因后果的认知，但更重要的是，你要清醒地知道，有些想法可能会使你感觉更糟糕。几种常见的无益的想法包括沉溺于过去、忧心忡忡、心怀幻想或过度在意他人的期盼与反应。这些想法不但无益，而且会击垮你、榨干你，并慢慢吞噬你宝贵的时光，干扰你找到满足感并削弱你全然享受生活的能力。

沉溺于过去

沉溺于过去的两种方式分别是迷恋过去美好的日子和懊悔以往做过的事情。脑海里总是萦绕着自己年轻时身强体健的影子，这些回忆会使你对当下身体的状态、境遇等惴惴不安。当你无法摆脱对过去生活的怀念时，就会把自己和现实相隔离，让你难以接受现状并与之和平相处。你可能对做过的事情或者对过去未做的事情感到深深的遗憾。虽然后悔也可以激发积极的行为，比如修复破损的关系等，然而没有付诸行动的哀叹只会让你无法把此时此刻变得更好。

🔊 **暂停**：反思一下，自己有没有花费很长时间沉溺于过去，希望重返过往，或对过去留有遗憾。

忧心忡忡

当你濒临绝境、身患绝症时，不可避免地会思考疾病如何发展、如何影响你身体的机能，你甚至会想到这会带给你的亲人怎样的变化。这都是在情理之中的想法。你可能还会想到，当你变得很虚弱而最终面临死亡时，会给你的亲人带来什么样的影响。这时，给予自己无微不至的关爱，如同父母关心孩子一般，并且正视现实情况，这些都是极其有帮助的。关爱能够促使你积极主动地规划未来，并做出符合自己价值观的计划和安排，促使你参与有意义的交流。然而，担忧却不同，它是对可能发生的事情毫无根据地夸大。冥思苦想的担忧，通常是因预测到最坏的可能性，或者对微不足道的细节过分小题大做。

🔖 **暂停**：回顾一下，你自己是否经常担忧未来，并对可能发生的事情的担忧达到脱离现实的程度？

你的期盼

尽管你做出了计划并付出了最大的努力，但结果也许却未能如愿。事情的发展受很多因素的影响，而其中大部分因素是你无法控制的。例如，你可能期待家人一直支持你，但他们并没有这么做。或者你可能一直积极地遵循治疗计划，但病情却持续恶化。对未来有期盼是合理的，尤其当你特别用心地改善你的处境的时候。然而，过多的期盼是无益的，当你所得非所愿时，它只会让你感到失望、挫败和绝望。

～ **暂停**：回顾一下当你所得非所愿时，你是否有过一段痛苦的日子？

聚焦他人的期望和反应

同样地，他人可能也会对你有所期望。他们可能很难接受你的决定和行动，或者当他们的愿望没有得到满足时，他们也会感到痛苦。于是他们会有强烈的反应或感到沮丧，这反过来也会让你感到不安。对于他们的反应，你可能会自责，而这种自我贬低式的想法会让你情绪低沉。正如关心和担忧，两者都体现了对别人的期待，这没错，然而，过分地关注别人的期望和反应会使你失去心理平衡和自我。从本质上说，你是在浪费宝贵的时间，因为你没能把精力放在照顾自己的需求上，并经营属于自己的充实的生活。

～ **暂停**：回想一下发生在你身上的事情，你是如何被别人的期待和反应所影响的？

无法遏制的情绪

不管情绪让你兴奋还是失落，它都可以丰富你的经历。

叶子
轻轻
飘落

这些情绪会随着你所想的、所感受的，以及你周围环境的变化而波动。有些情绪是积极的、有益的，能促进心境的平和，给予别人无私的关怀，比如快乐或无私的爱。有些情绪是消极的、破坏性的，可以使人心境不安或者伤害到他人，比如焦虑和愤怒。积极地感知并表达自己的情绪是健康的，但不要过度地去认同它们。如果你过度地认同这些情绪，它们会压垮你，就像潮汐的海浪冲向毫无防备的你，会淹没你或者将你拍倒。假如有这样一种情绪伴随着你，通常的结果会是，你很难清醒地思考、充分体验自己的精神状态，或者真正地观察周围发生了什么。对患有重病的人来说，三种特别具有挑战性的情绪是恐惧、悲伤和愤怒。

恐惧

恐惧包含着对未知事物的害怕。当你生病的时候将会发生什么？你会怎样死去？当你死了以后又会发生什么？无论你恐惧什么，你的恐惧都会使你僵化或者驱使你逃离现实的生活。

～ **暂停**：回想一下，你是否经历过恐惧？假如你经历过，请思考你究竟害怕什么。

悲伤

　　悲伤总是伴随着沉重的心情，它来源于一种渴望感，以及实际或预期的损失，比如失去独立、与家人离别等。悲伤会使你的生活阴云密布，很难让阳光和快乐照耀到你。

　　⌒ **暂停**：回想一下，你是否经历过悲伤？假如你经历过，请试着去找出是什么让你悲伤。

愤怒

　　愤怒通常由自身受到威胁所触发，它与自我防卫、受攻击或受伤的经历有关。它会导致仇恨、痛苦、怨恨和敌对。不管愤怒是否直接指向自己或者他人，它都可以使你的内心撕裂，使你远离他人。

　　⌒ **暂停**：回想一下，你是否经历过愤怒？假如你经历过，试着找出是什么导致你愤怒。

思想、情绪和身体感受的联动

　　假如你特别留意，你会发现你的想法会影响你的情绪

叶子
轻轻
飘落

和身体的感受；反之，你的情绪也会触发一连串的想法和身体的感受。同样地，你的身体感受亦会引起思想和情绪的变化。譬如身体上感到疼痛，你就会自发地联想到病情在发展，继而感到难过。

为了进一步说明这种关联，请回忆一些对你来说快乐的画面，比如微笑的婴儿或美丽的落日。注意你的感受，你的心情如何？是幸福的吗？身体感觉如何？是充满活力还是完全放松？

你的思想、情绪和身体感受之间之所以存在这种联系，是因为大脑内部的线路错综复杂地连接在一起，而且还与身体的其他部分整合在一起。

大脑皮层和大脑中管理情感的部分（边缘系统）会不停地交流。此外，在解剖学上，大脑通过神经和血管与身体其他部位相连，所以思维和情绪会影响你身体的感受，反之亦然。重要的是，在你的思想、情绪、身体的感觉之间存在一种动态的相互作用。转变你的思想可以让情绪不那么势不可当，最终加强你身体的感知能力，增加整体幸福感。

减少破坏性想法和情绪的影响

　　破坏性的想法和情绪会很有威力。倘若你允许它们完全控制你，它们会最终把你击垮。你需要了解产生这些想法和情绪的根源，学会单纯地观察，而不是过度地认同它们，从而减弱它们对你的裹挟和控制。我们在生活中都曾面对过逆境，甚至有些情境在当时看起来相当有威胁性。但当我们回首这段往事时，同样的事情并不会令我们害怕，因为时间能够使我们更客观地看待这些事情。

单纯地观察

　　思想和情绪都属于精神活动，它们来去匆匆，不见得比天上的云朵更有形状。你看见一朵云，如果你试图去抓它，你的手什么都抓不到。而思想和情感比云更加飘忽不定。

　　不被思想或情绪困扰的一个重要方法，就是做一个不偏不倚的人，观察它们的来来往往，就如同观察天空中飘荡的云朵。单纯地观察会产生距离感，从而使这些情绪状态不再那么无法遏制。单纯地观察也带来理解，让你能够了解它们的前因后果。

叶子
轻轻
飘落

如前所述，思想和情绪经常是一前一后串联发生的，既能相互促进，又能相互削弱。马修·里卡德（Matthieu Ricard）是一位佛教僧侣，也是一位训练有素的科学家。他在《为什么要冥想？》（*Why Meditate?*）一书中指出，愤怒的情绪就像壁炉里的火（Ricard，2010），如果你只是简单地观察，注意它的本性，如温暖、颜色和光亮，不去添加任何木柴，火就会冷却下来，最终熄灭。火就像情绪（在这个例子中是愤怒），而木头就像是想法，它们为我们的情绪提供燃料（例如，大脑不断重复着他人对你的伤害）。如果你停止构思故事或回忆，那么情绪就会逐渐退去，最终消失。

给你的这些想法和情绪命名

另一种摆脱不良想法和情绪的方法是，认识它们并分别给它们命名，如"记忆""计划""担忧""想法"。人们往往想要摆脱或压抑心理或情绪的体验。根据精神病学家兼作家丹·西格尔（Dan Siegel）的说法，你需要"命名它来转化它"。这一观点得到了很多研究的支持，即命名或标记这些令人烦恼的想法和情绪能帮助你摆脱反复思考的习惯（Creswell et al.，2007）。

转变或中和你的想法

你也可以有意识地将注意力转移到那些不好不坏的或积极的事情上，或者，可以用有益的想象或对自己和他人的美好的愿望，来中和令你忧虑的想法。当观察想法或情绪时，有时你会极其不舒服或者不安，但是，这些方法会特别管用。例如，如果你正担心未来的事情，并且感到害怕，你可以将注意力转移到眼前的事情上，比如看看窗外和天空。或者，如果你正在想有人如何伤害了你，令你感到悲伤或愤怒，你可以想象你们双方都受到了伤害，然后静静地想着美好的祝愿：希望你们都能得到治愈和爱。

不评判

个人成长中重要的一部分是学会批判性和分析性的思维。我们的大脑习惯了评判这一自动反应，这意味着我们在没有充分意识到的情况下会自动评价自己和他人的经历。评判就像一种反射，一整天都在发生。它会干扰我们的客观能力，也会妨碍我们真正体验所发生事情的真实过程。

不评判的关键是，学会成为想法和经历的公正的观察者或见证人。在下面的练习中，请让想法仅仅是想法，事

叶子
轻轻
飘落

件仅仅是事件。同样重要的是，不要评判你的评判，也就是说，当你发现自己在评判时，不要评判自己。

~~~~~~~~~~ 冥想练习 ~~~~~~~~~~
观察想法

- 让身体处于舒适的姿势，或躺或坐，然后注意呼吸的感觉，如前几章中所描述的那样，只需注意吸气和呼气自然的节奏。

- 当你发现自己的意识与呼吸的感觉相脱离而转向思考时，将注意力放在你的想法上。

　（1）关注你的想法，并记下在你脑海中演绎的故事。

　（2）试着作为一个中立但好奇的观察者来看它，就像你在看电影。或者，想象有一块玻璃把你和你的想法分隔开。

　（3）描述你所看到的（你在想什么）。你看到了谁和什么东西？发生了什么事？

　（4）将想法命名为"记忆""计划""幻想""随机想法"或一些其他想法。

　（5）注意你的想法，当它从你的脑海中漂走时，就像云彩飘过天空，慢慢从你的觉知的范围里消失。

- 将你的觉知重新拉回到呼吸上。

- 当你再次陷入想法中时，把注意力放到你的想法上，并按照先前所描述的顺序练习：注意到这个想法，观察它，描述它，给它命名；然后注意力再回到呼吸的体验上。

～～～～～ 反思性写作 ～～～～～
思考和感悟

～～

- 当你准备写作时，暂停片刻，注意什么想法浮现在脑海中。想法可以是非常简单和肤浅的，比如这把椅子很舒服；或者是更复杂的，比如我担心我的儿子。

- 无论你此时在想什么，只管写下来就行。用3~5分钟的时间写下你想到的任何东西。你可以写你开始时的想法，也可以写与之相关或无关的新想法。几分钟后，停止写作，并暂停一会儿。

- 关注你当下的任何情绪，例如，你可能会注意到快乐、悲伤或漠不关心（即你没有特别的感觉）。花几分钟写下你当下的感觉。停止写作，再次暂停一会儿。

- 调谐你的身体（如前面章节所述），注意你感受到的任何身体感觉（如果有的话）。然后花几分钟时间写下关于这些身体感觉以及你的身体总体感觉如何（平静、紧张、放松等等）。

- 最后，考虑一下你可能对你的思想、情绪和身体感觉有什么新的见解。如果你愿意，花几分钟写下你通过写作练习所学到的东西。

每一天……

周期性地停下来，并觉知你当下的所思所想。注意这些想法是如何影响你的情绪和身体的。

谨记

徒劳无益的想法和无法遏制的情绪会影响你，损害你的幸福感，并会浪费你宝贵的时间和精力。你的想法会影响你的情绪和身体感受。学会识别和观察你的想法而不是过度认同它们，这会减少它们对你的控制，给你的生活带来更大的平衡。

4

第四章

倾听和观察：内部和外部

> 发现之旅不在于寻找新的风景，而在于拥
> 有新的眼光。
>
> ——马塞尔·普鲁斯特（Marcel Proust）
>
> 《女囚》（*La Prisonniè*）

当你生病的时候，常常会觉得自己的世界变得越来越小，或者更加封闭和狭窄。你在户外的时间会减少，待在家里或医院的时间会增多。即使你能够出去走走，也许仍然会沉浸在你的内心世界——你的身体和思想，甚至没有真正注意到你周围的生活空间。或者，你可能会有意忽视周围发生的事情，你可能不喜欢现在的地方，或者内心深

处向往另外一个地方。

多年来，我一直参与重病患者的治疗护理工作。作为一名骨髓移植病房的护士和研究员，我目睹了这些因采取保护性隔离治疗住院 3 周或 3 周以上的病人所面临的困难。他们通常不想待在医院里，尤其是待这么长时间。尽管医院工作人员的意图是好的，但他们除了感觉不舒服、远离亲人外，还发现医院是一个并不令人愉快的地方。在医院的环境中，日夜充满了仪器的哗哗声，还有消毒水等难闻的气味，床也很不舒服。在这样的环境中持续忍耐数周，对每个人来说都是很困难的。

认识到这些困难，我和我的同事开始为住院患者引入正念练习。我们发现一种特别有用的练习，就是感知听觉和视觉。任何感到被困在内心或被限制在有限的生活空间内的人，都可以从这种有意关注声音和视觉的练习中受益。与前面讨论过的其他专注练习一样，这种练习能够促进头脑的稳定。它也能培养产生一种空间感，使你接纳和欣赏周围的环境，并与外部环境建立联结。

关注声音

在任何时候，你的周围都有许多不同的声音。然而，你可能只注意到一两个最响亮或最强烈的声音。即使是那些你明显听到的声音，比如有人和你说话，你也很有可能没有真正注意到声音的特点：它如何在你体内共振，以及它是如何影响到你的情绪的。

当我们探索对声音的觉知时，请考虑以下问题：你与声音的关系是什么？你是一个听觉型的人吗？你是否擅长感知声音？你喜欢周围有很多声音同时嗡嗡作响，还是更喜欢安静？有没有觉得有些时候你喜欢热闹，而有些时候安静更适合你？不同的声音如何影响你的情绪和你的身体感觉？哪些声音能让你感到安慰呢？你是如何知道它们能让你感觉良好的？你的身体哪部分感觉到了？相反，哪些声音让你不舒服？怎么不愉快的呢？你的身体哪部分感觉到了？通常当你听到不同的声音时，你的大脑会浮现出什么想法（比如记忆、幻想或观念）？你有听力障碍吗？对声音过分敏感，还是会耳鸣？如果有，当你考虑或面对听力障碍时，会产生什么感觉呢？

回想一下你周围同时出现的各种声音：你房间里的声

叶子
轻轻
飘落

音、房间外大楼的声音，或者大楼外的声音。在房间里面，你可以听到说话声、笑声、脚步声、流水声、音乐或电器工作时发出的声音等。或者如果你听得更仔细，可能会注意到时钟的嘀嗒声、猫的咕噜声，或者空调的嗡嗡振动声。你还可能会注意到外面的雨声、风声、汽车奔驰声、狗吠声、鸟和蟋蟀的鸣叫声。

在任何一个特定的时刻，你能听到声音的数量可能是非常多的。你可以有意地扩展你的觉知到不同的声音上，扫描周围不同的声音，然后选择专注于一种让你感觉舒适的声音。或许是屋顶上淅淅沥沥的雨声冲去了你的忧虑；或许是时钟的嘀嗒声让你聚精会神；也可能是一种你以前没有认真听到过的声音，或者你没有注意过它带给你的感觉。随着注意力的变化，你现在可能会觉知到某些声音让你感到快乐、喜悦或放松，而其他声音让你感到紧张、悲伤或激动。觉知声音练习，可以让你专注于体验当下的时刻。它可以帮助你辨别任何时候不同的声音带来的感觉。你可以审慎地将你的觉知转移到那些能产生幸福感的声音上，也可以避开或忽略那些带来不愉快的声音。

倾听内外

～

- 给自己一个舒适的姿势，躺下或坐着，把觉知带到你的胸部和腹部，随着每次吸气扩张、呼气放松。

- 一旦你的身心稳定下来，把你的觉知从呼吸转移到声音。如果你愿意，可以闭上眼睛。闭上眼睛可以让你更好地专注于声音。

- 扫描你的觉知领域，寻找在房间里靠近你的声音。注意什么声音会立即引起你的注意。

- 现在试着只关注一个声音。

  （1）注意声音的特征：音调、音高、响度和节奏。

  （2）当听到声音时，调整你的身体，注意是否能感觉到声音在你的身体里产生共振；如果有，你的身体哪部分感觉到了？

  （3）留意你专注声音时可能产生的想法或感受。如果你被关于声音的畅想带跑了，只要承认走神，然后重新回到专注声音的特征上来即可。

  （4）准备好将你的觉知转移到另一个距离你近的声音上。注意这种声音的特征，在身体中感知它的位置以及与它相关的想法和情绪。

叶子
轻轻
飘落

- 用这种方式感知你附近的所有声音。

- 将你的觉知范围扩大到其他声音。注意所有不同声音：说话声、移动声、电器声、音乐、宠物发出的声音等。你现在能听到哪些不同的声音呢？

  （1）不同声音的性质是什么？

  （2）当听到不同的声音时，你身体有什么样的感觉？

  （3）扫描房间或建筑内不同的声音时，注意你的情绪和感觉。

- 在彻底探索了室内不同的声音之后，你现在可以将觉知扩展到外面的声音。注意不同的声音，如雨声或风声；不同的交通工具发出的声音，如汽车声、卡车声、火车声和飞机声；说话声、狗吠、鸟鸣等等。也许当时很安静，你什么也听不到。让自己安静下来，专注于微弱的声音或断断续续的声音。

  （1）尽量不要被声音所能引发的故事或其内涵所吸引，而是听声音的本质。

  （2）要注意这些声音是如何影响你身体的感觉的，或者它们是如何影响不到你的。

  （3）关注一些想法，比如记忆、计划或观念，这些想法可能是对特定声音的反应。

  （4）注意对某些声音的反应而浮现的情绪。

  （5）试着专注于声音的特征，留意声音在每时每刻发生的变化，以及声响间的停顿。

● 在探索外面不同的声音之后，让自己休息一会儿，注意你现在身体的感受。

～～～～～～～～～ 反思性写作 ～～～～～～～～～

我听到了什么？

～

● 让你的身心安静下来。

● 闭上眼睛，觉察你听到的声音。

● 写下你关注声音的体验。试着一次只关注一个声音。

　（1）关注声音的特征：音调、音高、响度和节奏。

　（2）注意你是否能感觉到声音在身体内产生共振？它在你身体哪些部位产生了共振？

　（3）记录听到声音时产生的任何想法（包括故事或记忆）或情绪。

关注视觉

　　除了声音之外，我们还可以将觉知能力扩展到其他感官，比如视觉。当你在一个局限的视野里，通常不会注意面前不同的景象。你可能只看到正在寻找或希望看到的东西，从而错过了惊喜或隐藏的财富；或者你可能只看到眼前一个小部分，却错过了"全局"；又或者你可能对所看到的物体有一个想法或知识框架，而没有注意到实际所看到的物体特征。

正如我们探索声音一样，我们应该考虑与视觉觉知相关的问题：你与视觉的关系是什么？你是一个视觉型的人吗？如果是，这意味着你擅长观察事物。你注意到物体的颜色、光线、阴影、形状和所占空间了吗？基于不同的情绪，你是否会被特殊的视觉体验所吸引？你看到的东西如何影响到你的情绪？哪些颜色、光线和空间元素会使你更舒服？你如何知道它们会让你感觉良好？你身体的哪个部位感觉到了呢？相反，什么图形或特征让你不舒服呢？是怎样的不舒服呢？你的身体哪部分感觉到了？通常当你看到不同的东西时，会产生什么想法（记忆、幻想或观念）？你有视觉障碍吗？如果有，当你面对视觉障碍时会产生什么感觉呢？

各种颜色、阴影、光线和形状的变化都是无穷的，可以随时进入你的视觉范围。你可以有意识地扫描自己视野范围内的事物，扩大所看到的范围或专注于某种图形。也可以选择关注那些让你感到开心的或让你感动的事物，比如广阔的蓝天飘着的朵朵白云，心爱的狗狗乌黑而真诚的眼睛，或者从窗户上慢慢滑下来的雨滴。你也可能会注意到一些以前从未真正见过的东西，觉知到一些从未有过的感觉。当你注意所看到的事物时，看看哪些事物会让你感到快乐、有活力或平静，哪些会让你感到焦虑、沮丧或愤怒。这样，你就可以改变你的视觉觉知。

在著作《忘我的洞察：禅宗和冥想的意识转化》(*Selfless Insight: Zen and the Meditive Transformations Consciousness*)一书中，神经学家詹姆斯·奥斯汀 (James Austin, 2009)描述了大脑和身体的不同部位是如何被激活的——取决于眼睛看到哪里和看见什么 [他的另一本著作《忘我的冥想：实用神经禅》(*Meditating Selflessly: Practical Neural Zen*)更详细地描述了这个主题]。例如，如果你低头或直视静止的物体，那么你可能会进入一个自我聚焦和游离的心境。另外，如果让你自然地抬头凝视，看到树上的树叶、天空中的云朵，或夜晚的星星，你更容易接受和体验一种开放的感觉，并在身体里感受它。此外，最近在该领域的研究表明，抬头凝视对经历过创伤的人有益。对部分人来说，在修复创伤事件时，抬头凝视能使他们减轻与创伤相关的

叶子
轻轻
飘落

情绪负担。

～ **暂停**：试着直视或俯视物体，然后从窗户往上凝视
树梢和天空。当向不同的方向看时，调谐并注意你
身体的感觉。

～～～～～～ 冥想练习 ～～～～～～
从内到外

～

- 选择合适的位置，使自己可以轻松地环顾房间，并能很
  容易地看到窗外或门外。

- 允许自己调整到舒适的姿势，闭上眼睛，保持自然的呼
  吸节奏。

- 当你准备好了，睁开眼睛。在不转动头的情况下，从睁
  开眼睛开始关注光线、颜色和物体的形状。

- 轻轻地、慢慢地环顾房间，首先关注颜色。
  （1）关注所有不同的颜色和色调。
  （2）当看不同的颜色时，注意自己身体和内心的感觉。

- 将觉知转移到光和阴影上。

- 然后关注物体的各种形状。

- 允许自己去探索并真正地沉浸在所关注的光线、阴影和形状的体验中。你还注意到了什么？

  （1）尽量不要陷入这些图像的含义或其所代表的故事中去。

  （2）停留在你所看到的事物的本质上。

- 现在，把你的觉知带到物体或房屋内的空间上，并注意当你探索这种空间感时，你的身体和内心的感觉。

- 在彻底探索了房间里的视觉体验后，你现在可以将视线扩展到外面。

  （1）让自己扫描外面的视野范围。探索颜色、色调、光、影、形状和空间。你觉知到了什么？

  （2）当看到外面不同的东西时，你的身体有什么样的感觉？

  （3）你脑海中是否浮现出回忆或计划？

  （4）你感觉到了什么情绪？

  （5）如果你发现你的大脑进入了一个精心设计的故事，就带着好奇心承认它（比如：哦，这不是很有趣吗？），然后回到关注颜色、光、形状等的行为中。

  （6）尽量保持这种简单的觉知。

- 在你仔细而彻底地环顾了四周之后，闭上眼睛，让自己静静地坐一会儿，留意你现在的感受。

我看到了什么？

～

- 让自己的身心安静下来，可以闭上眼睛，也可以睁开眼睛，柔和而不聚焦地凝视。

- 睁开眼睛，从抬头凝视开始，集中注意力来关注所看到的东西。

- 记录所看到的物品。
    - （1）注意所看到物品的特征：颜色或色调、光和影、形状和空间感。
    - （2）描述一下当你看到视野范围内的东西时，你身体的感觉。
    - （3）当看到视野范围内的东西时，记录你产生的想法和情绪。

生动和宽广的觉知

当你拥有了用心倾听和观察的能力时，你会注意到周围的世界是如此不同，你会发现你的世界更加生动和宽广。与迟钝相反，生动对应的是通过敏锐的感官来加深和丰富你的觉知。它创造了一种充满活力的感觉，使普通的意识具有更大的意义。宽广是狭窄的对立面，是当你觉知到声音的宽度和视觉的广度时，给意识带来的扩张感。进而，你从受限的感觉中走出来，如同被身体、环境束缚的人质被释放一样，自由地迈向当下无限的可能性。

朱莉的故事：钟表在晃动，树木在摇摆

朱莉今年 46 岁，已婚，是两个年幼女儿的母亲，患有复发性白血病，目前正在医院接受全面的治疗，预计将持续几周。她想念她的家和家人。她非常讨厌医院，基本上在整个住院期间都在睡觉。她对自己单调的日子和泛白的无菌病房感到厌烦，也因不断地被打扰而感到沮丧。她专注于自己多么悲惨，以至于恐惧和令人担忧的故事充满了她的脑海。每当朱莉看着时钟时，她就会烦躁不安。她觉得它走得不够快；与此同时，她又觉得自己的时间不多了。她一直拉着窗帘，因为她知道自己近期不会出门。

意识到自己有多么悲惨之后，朱莉决定尝试正念练习，希望以此更好地应对她的处境。她与一位教授正念的护士一起听冥想指导录音。她觉得这没什么坏处，并希望能对自己有所帮助。在柔和的指导下，她变得更能接受周围的环境。

叶子
轻轻
飘落

尽管朱莉在同样的地方生活，但她开始注意到以前她没有关注的事情，她的态度从不感兴趣变成了好奇。朱莉并没有回避所发生的事情，她希望事情会有所不同，她只是逐渐敞开心扉，带着善良和好奇开始倾听和观察她的处境。

在病房里，除了吵闹的电视、对讲机的公告和高科技机器的嗡嗡声和哔哔声，朱莉能够把她的注意力集中到空气净化器的嗡嗡声上。使她感到舒服的是空气净化器很稳定。她还能听到时钟的声音。她会沉浸在时钟所代表的故事中（比如时间慢慢流逝或耗尽），然后简单地回到嘀嗒作响的声音和摆动中，一次一秒。她逐渐发现听着时钟的嘀嗒声让她感到很平静。她的呼吸节奏能够与时钟的嘀嗒声同步，变成了一个中立焦点。她也开始注意到静脉注射的液体不断地滴落并流入她的身体。她知道静脉注射把她约束起来，提醒她生病了。她停下来，看着液滴，沉浸在每一刻，一次一滴。最终，朱莉不再抗拒静脉注射了，她意识到静脉注射对维持自己生命的意义。然后，当输液泵发出嘟嘟声时（表明药物已经注射完，或者是时候更换液体袋了），她没有紧张，而是把它当作一个让自己集中注意力的机会，提醒她注意呼吸。环顾她的房间，朱莉注意到贴在窗台和墙上五颜六色的许多卡片和贴纸，这些贴纸让她感受到了无限的爱。她深深觉知到，有这么多人关心她，花时间想她，并向她致以祝福。

关注听觉和视觉的练习对朱莉来说是很困难的。她悲伤难过，因为她不能像窗外看到的人那样无忧无虑地过"正常"的生活。她没有拒绝自己的悲伤，而是单纯地坐在窗前，凝视着窗外。她任由自己感受着悲伤，泪水涌上眼眶，喉咙和胸部发紧；与这种感觉相联结，并将呼吸带入这种感觉中，她能感觉到自己的悲伤伴随着呼吸在慢慢消散。然后她可以向外看，看看外面到底发生了什么。她被天空所吸引，广阔的天空飘着云朵；她可以看到鸟儿在飞翔，树枝在摇曳；看到孩子们在玩耍，她在想，如果没有她，自己的孩子们会如何生活，她默默地祝愿他们一切顺利。朱莉觉知到，透过窗户向外看天空、鸟儿和树木，她便与大自然有了联系，大自然成了她力量的源泉。她的胸怀感到更宽广、更自由了。她觉知到这个世界还在继续，而且在某种程度上，无论多么渺小，她仍然是整个世界的一部分。

ᄋᆞ **暂停**：关注你读完朱莉的故事后的感受。在你的身体里觉知到了什么？你现在正在经历什么想法和感受？朱莉的故事在哪些方面触动了你的心弦？你能联想到什么？又不能联想到什么？停下来看看你现在的真实情况。

每一天……

- 每天至少一次，停止你正在做的或思考的事情，闭上眼睛，倾听声音。观察你能否辨别出同时听到的不同声音。当你专注在声音上时，觉察你会有什么样的感知。
- 花点时间到外面去看看。如果不能出去，那就看看窗外或门外。仰望天空并与大自然互相联结，注意天空的颜色、云的飘动和形状、星星和月亮、树枝摇曳、树叶的颜色、鸟儿、蝴蝶、雨滴或雪花，以及光和阴影。

谨记

在我们的身边，每时每刻都有无数的声音和景象，但你很少真正去注意到这些声音和景象。你可以有觉知地专注到不同的声音和景象，然后注意你的身心是如何做出回应的。感知声音和视觉的练习将使你的体验更加生动鲜活，并有一种与周围世界联结的宽广的感觉。

5

第五章
日常活动和接受变化

让我们所热爱的美成为我们的行为，

跪下来亲吻大地有上百种方法。

——鲁米（Rumi）《鲁米诗歌》（*The Essencial Rumi*）

　　许多人的日常就像开启了自动驾驶系统，早晨从床上爬起来，按照固有程序，浑然不觉地做事。当刷牙时，会迷失在各种思绪中——计划、忧虑、遗憾、幻想，甚至解决世界问题。在一天的活动中，你是否都能觉知到你所做的事情的真实体验呢？简单而普通的日常活动，如吃饭、散步、洗脸和服药，都是让自己立足当下的机会。你不需要做任何特别的事情，或者去一个有着异国情调的地方，

叶子
轻轻
飘落

才能感知到当下。

在向患者教授正念的工作中，我经常建议他们，当输液泵的警报声响起（表明药物已经用完或输液袋需要更换）时，就沉浸在这种体验中；不是停止或暂停冥想，也不是直接忽略铃声，而是将声音和此刻的体验整合到觉知领域。注意声音的音调、频度和音量，注意到护士正在操作机器，并注意到自己的想法（比如，这声音意味着什么，护士什么时候才能弄好？），以及对想法的反应（比如感到紧张或厌烦）。这就是如何让现实生活中的干扰成为正念实践的例子。

在医院或者我们的家里，机器的警报声、电脑的哔哔声是很常见的，每天都会发生几次。每次机器或电脑发出响声时，你都可以用它来提醒自己停下来，沉浸到呼吸的感觉中，注意到你在做什么，你在想什么，你的感觉如何。可以考虑将各种普通的日常声音和事件作为一个提醒器，提醒自己进入一种当下的状态中，比如电话铃声、门铃声以及电子邮件通知的提醒声。

体验当下并不意味着你一定会从日常活动中找到乐趣。有时你可能会觉得快乐或满足，而有时并不会。你可以通过观察自己看待、解读和回应事物的方式，而获得对自己更深的洞悉。或者，你可能会注意到一些你从来没有注意到的事情，即使同样的事情你之前做了上千次。你可能会注意到即使是那些你熟悉的活动，体验也会与以往不同。这种不同，是因为在本质上确实不同，毕竟没有两个时刻是完全一样的。你不同了，你的感知就不同了，所处的环境也不同了。当你认识到事物的不同时，意味着你开始欣赏变化及其普遍性和必然性。

事实上，无论我们是否意识到，我们的周围和我们自己内部时刻都在发生着变化。这让我想起了多年前我学习冥想时对变化的认识。一年春天，我坐在一堆新采摘的水仙花前。在安定下来的最初几分钟，我只是观察水仙花的花茎和紧闭的花苞，注意到它们的颜色、形状和气味。然后，我收起了目光，将注意力放在呼吸的感觉上。大约30分钟后，我睁开眼睛，让我的觉知领域继续蔓延，我还是坐在那儿，再次将目光转向我面前的那束花。令我吃惊的是：花蕾不再是紧闭的，花瓣已经绽放，香味越来越浓郁，越来越甜美，黄色也变得越来越深。变化就在我眼前发生了！这让我感到敬畏。

这次经历使我开始敏锐地关注正在发生的一些变化，不仅限于我身边的事物，还包括我的内心。有时令我懊恼

叶子
轻轻
飘落

的是，当我照镜子时，我注意到新添的白发和日渐增多的雀斑，身体也不像以前那么矫健了。一些其他的变化也在我的身体上和日常活动中显现出来。我注意到，我对身体这些不太令人愉快的变化的反应是厌恶的。在自我反思中，我对自己有了更多了解：接受自己和所爱之人的生老病死对我来说是多么困难！现在我知道并不是只有我一个人是这样，因为改变对每个人来说都是一个挑战。怎样才能接受因衰老和疾病带给我们的这些不可避免的变化呢？那就是，把觉知带到我们的日常活动中，使我们立足于当下的体验，允许我们接受不断发生的变化。

日常活动中的觉知

你每天参与的每项活动，都是练习正念的机会。不管是吃饭、散步，还是洗脸，你都可以这样做：觉知你在做什么、你做这件事的感觉。

正念饮食

我们每天都要进食和饮水，因此将正念饮食作为日常生活中培养正念的方法具有重要的实践意义。饮食对维持我们的生命是必须的，所以饮食通常与积极的感受关联。比如美味的食物和饮料带来愉悦的感觉，以及与之相伴的愉快的社交体验。然而，对于身患重病的人来说，进食或许将面临巨大的困难，愉悦的体验也会大打折扣。

有些身体不适的人不想吃东西，没有多少食欲，或者由于药物副作用或疾病引起的身体变化而感到恶心。味觉变化在患者中很常见，食物的味道似乎和以前大不相同。有些患有严重疾病的人会觉得口干、吞咽困难或腹胀，这就限制了他们的进食量。而有些人可能牙龈肿胀、喉咙疼痛，刺痛和灼热的感觉导致他们完全不能进食。

如果你因为生病而无法进食，正念进食可能会对你有帮助。正念会鼓励你倾听自己的身体，并做出符合你身体当下需要的食物选择。如果你的口味发生了变化，这对你来说也是一个尝试不同食物的机会，让你尝试不同的口味，看看什么最吸引你。如果你根本无法吞咽，你可以把食物放在嘴唇和舌头上，稍稍咀嚼几下，然后吐到餐巾纸上，以此来体验味觉的愉悦。如果你有口腔溃疡、口腔干燥或食欲不佳，你会发现用正念的方法有觉知地摄入冰块可以让你感到满足。

我的一个朋友叫伊丽莎白，患有一种渐进性疾病。病情使她食欲不振，胃部不适。她为了控制症状而服用的药物使情况进一步恶化，导致她口腔严重干燥，感觉嘴里像塞满了棉花。她发现，正念进食冰块的这种简单做法会让她安定下来。她觉知到把每一块冰放在嘴边，感受它的清凉，再逐渐把冰块放进嘴里，感觉它在嘴里融化，然后顺着喉咙滑下。这种一次吃一块冰的做法使她心绪安定，胃也舒服了，嘴巴也湿润了，口渴的感觉也就消失了。

饮食往往让人兴致高昂，因为它与快乐、社交和记忆交织在一起。因为饮食的社会意义，也因为在许多文化中，食物往往是人们表达对彼此的爱的方式，所以对于那些患有严重疾病的人来说，饮食的问题可能会变得棘手。它可能会拉近你与亲人的距离，也可能会成为你们之间的障碍。如果吃饭对你来说很困难，你可能会倾向于远离社交场合，并且会感到沮丧；因为你希望自己能够吃东西，或者是因为家人和朋友一直敦促你加入他们的饭局。虽然你知道他们出于善意，但这可能会使你更加退缩，或者导致你对你爱的人大发脾气，而你事后可能会对此感到后悔。正念练习可以帮助你敞开心扉，轻松地融入饮食的社交中。你可以去感受你爱的人为你烹调喜爱的食物的那份善意。你也可以向他们表达爱和感激之情，而不是发脾气，即使你不能吃他们为你准备的东西。

⟜ **暂停**：注意你现在的感觉。当你想到你所爱的人以
及那些与饮食有关的种种问题时，你有什么真实的
情绪和身体感受？

虽然患有威胁生命的疾病的患者可能会面临许多困
难，但正念饮食可以是一种积极而有力的日常实践。具体
来说，这种实践就是以一种包容、好奇和温柔的方式，注
意不同的口味、气味、声音和触觉（如感受嘴唇及口腔中
的温度和质地）。由于饮食可能会引发强烈的情绪，因此
正念饮食的练习是了解自己的绝佳机会，包括你在进食过
程中愉快或者不愉快的任何自动反应。你可以注意到你是
如何自然地将某些食物与重要场合、特殊人物和地方的记
忆联系起来的，从而获得对自己的进一步了解。这些联系
源于大脑中记忆区域与嗅觉和味觉相关区域的紧密相连。

正念饮食可能还包括对食物是如何生长或制作的，以
及你是如何与大自然和遥远的陌生人之间产生相互联系的
觉知和感激之情。正是这些遥远的陌生人参与了漫长的生
产过程，最终使得食物出现在你的盘子里或者嘴巴里。例

叶子
轻轻
飘落

如，想想早餐碗中的新鲜蓝莓：阳光、雨水和土壤中的养分滋养了蓝莓树；农民们照料它们，然后采摘浆果；有人清洗、包装，并把浆果运到当地的市场；你的好朋友知道你爱吃蓝莓所以到市场上买了它们；早上，你的爱人把它们放在一个可爱的陶碗里，带给你品尝，滋养了你的内心。

冥想练习
正念饮食

选择一种你喜欢并且你的身体可以耐受的食物。如果你现在还不能进食，那么可以用冰块来做这个练习。带着一种好奇的态度来做这个练习，就好像这是你第一次吃这种食物，或者就好像这是一个实验，你不知道你会发现什么。试着先睁大眼睛，再闭上眼睛，看看有什么不同。

- 首先将食物拿在手里，去探索它，注意它的温度、质地、形状等。

- 通过你的手指的压力挤压它或摇动它，注意它是否在你的手中发出声音。

- 闻一闻它，并注意气味的特性（或者没有气味）以及任何与气味相关的记忆。

- 仔细查看食物的颜色、形状、透明度等。还可对光查看，并注意它是否看起来不同。

- 慢慢地把食物放到嘴边（最好是一小块）。不要马上把它放进嘴里。注意唾液是如何在你嘴里产生的以及其他任何反应，比如想要快点吃掉它。

- 让它在你的嘴唇上停留片刻，注意它在你嘴唇上的感觉，是否有任何味道或气味。

- 然后把这一小块放进嘴里，含在嘴里，让它在嘴里移动20 秒或更长时间。注意它的味道，以及移动到舌头的不同部分时，味道是否会发生变化。注意它的质地和水分。注意它是否开始在你的嘴里溶解。彻底咀嚼食物，并体验咀嚼的过程和感觉。

- 准备好了就吞下它。注意这种感觉，并想象它从你的喉咙里面，通过食道，进入你的胃。此时要注意：如果你不能吞咽，一定要把食物吐到餐巾纸上，而不是吞咽，以避免食物进入气管而不是消化道。

- 重复以上步骤，直到你吃完剩下的食物为止。这个过程中不要着急，要尽力地去体验当下，看看每次你做这些步骤时是否能发现新的东西。

- 注意在这个过程当中哪些体验让你感到快乐、哪些让你感到难过，并注意你当时的判断的倾向性，是想要还是拒绝。

- 了解食物的来源以及你与自然界的联系——从创造这些食物到将其带给你的所有植物、动物和人。

- 在体验中产生一种感激之情：感谢你有能力进食，感谢那些为了你能吃到东西而付出生命和劳动的众生。

正念运动

将正念带入日常生活的另一种方式是身体运动。通过正念，你可以觉知到你是如何活动的，以及当你开始一天的生活时，像走路或铺床这样自然的身体活动是什么感觉。或者，你也可以通过舒缓的瑜伽或其他伸展运动，以一种开放的态度，有觉知地活动你的身体。

运动对身体有好处。它能促进血液循环，改善呼吸，增加力量，放松关节，缓解肌肉紧张，增强身体灵活性，促进皮肤完整性，增强幸福感。对大多数人说，在散步和伸展运动之后，他们感觉更好，压力也变得更小。此外，在活动中融入正念觉知，可以让你脚踏实地，体验更加愉悦。

正念行走

有许多方法可以让你在走路时保持正念。你可以把注意力放在与地板或地面的物理联系上，这反过来又会使你感到精神上的安定。如果你慢慢地走，就会觉知到抬起每只脚并把它放下的过程。你可以注意到自己的平衡：当你失去平衡时是什么感觉？又是什么支撑着你重新获得平衡。如果你走得快，你可以感觉到你加速的呼吸和心跳。让你的呼吸和脚步同步，比如当你抬起每只脚时吸气，放下每只脚时呼气，这有助于你集中注意力。当你走路时，你也可以将觉知扩展到周围的环境，真正地把注意力放在体验上，而不是被思想所牵引。

〜〜〜〜〜〜 冥想练习 〜〜〜〜〜〜
正念行走

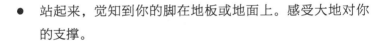

- 站起来，觉知到你的脚在地板或地面上。感受大地对你的支撑。

- 慢慢弯曲左膝，抬起脚，伸展腿，再放下脚。请注意步骤之间的短暂停顿。

- 用右脚和右腿重复以上步骤。在几分钟内，继续注意步行的自然节奏，先专注于一条腿，然后是另一条腿。

叶子
轻轻
飘落

- 留心平衡或不平衡的感觉，并注意如何稳定和恢复平衡。

- 尝试让你的呼吸与每一步同步：当你抬起脚时吸气，放下时呼气。这样做几分钟。

- 将觉知扩展到周围环境。如果你在户外，观察大自然，如天空、鸟儿、树木，甚至可能是你眼前地上的蚁丘。

正念伸展

　　舒缓地、用心地伸展身体是瑜伽的基础，瑜伽是一种古老的练习，字面意思是"身心结合"。许多人对瑜伽有自己的观念，脑海中会浮现出匀称的身体扭曲成常人无法达到的姿势的画面。虽然一些认真的瑜伽学生和老师确实符合这一形象，但每个人对瑜伽都可以有更多的了解。与其专注于"瑜伽"这个词，我更喜欢用"正念伸展"这个词，因为它可能会消除探索瑜伽练习的阻力。正念伸展指的是用温柔的、有觉知的方式，在特定方向移动身体的某些部位，直到你达到身体的极限（引起身体自发地抵抗），然后短暂地保持在这个位置，让呼吸的气流包裹对抗的地方，最后放松并回到原来的位置。例如，你可以有觉知地伸长脖子，方法是慢慢小心地把一只耳朵贴向同侧肩膀。当达到你身体的极限时，停下来，保持这个姿势，呼吸几次，然后放松，头部回到中心位置，另一边重复同样的动作。注意你的身体在开始伸展之前和伸展之后的感觉。正念伸展包括调整和倾听身体，这意味着，在这方面，只需要做到你觉得合适的程度即可，如果感到疼痛就立即停止。

关节活动度练习

另一种正念运动是舒缓地进行关节活动度训练。大多数人都能做到这一点，即使是那些可能无法下床的人。它包括简单的举手抬腿、转动关节（比如手指、手腕或脚踝），同时关注你在做这个练习时的细微感受。

记得当我还是临终关怀护士的时候，有一名叫吉姆的患者，因为他太虚弱了，不能下床，所以我们帮助他用手做了一个非常舒缓的正念运动练习。他看着自己的手掌，仔细观察着手上的纹路和皮肤的质地。然后，他慢慢地试着一次弯曲一根手指，然后再展开这根手指，之后安静而有节奏地重复这个步骤几次。在这个过程中，当他觉知到自己的双手一生所做的事情时，内心油然而生感激之情：作为一名木匠，他的双手制造出过诸多物品；作为一个爸爸，他的双手在女儿还是婴儿的时候抱过她；作为丈夫，他的双手现在正温柔地握住坐在他床边的妻子的手。这种简单的练习不仅是放松关节，而且使吉姆能够把注意力集中在当下的体验上，同时也使这种体验与有意义的回忆联系起来。

正念个人护理

另一种将正念带入日常生活的方式是通过个人护理活动实现的，比如洗澡、刷牙、梳头、刮胡子、擦护肤品或者服药。基本上，你一生中的每一天，都在做这样的事情，然而却没有觉知到它的真实体验。

想一想你洗澡时的感觉：你是否感觉到水从你的身体上流过？你是否觉知到肥皂和洗发水的泡沫和气味？它们是否令你神清气爽？淋浴是如何影响你身体的能量状态的？

现在再想想当你服药时是什么感觉：你意识到为什么要服药了吗？你觉察到把药放进嘴里然后吞下去的体验了吗？你是否觉察到当你服药时产生的想法和感觉，比如是缓解还是对抗？

个人护理是你善待自己的一种实际操作方法。用爱去对待自己，就像对待你最爱的人一样。这也是你应得的。你对这些日常活动的专注程度将会影响你的感受。当你进行基本的个人护理时，你越是体贴，你就越有可能从中体验到快乐和满足。

许多重病患者最终需要获取定期个人护理的帮助。无论是亲人还是专业人士帮助你，这都是一个机会，让你接受并注意他们是如何帮助你满足基本需求的。允许而不抗拒别人的照顾，比如充分感受在你干燥的手和脚上用护肤液按摩的体验，这可以让你放松，并感到舒适。

接受变化

随着年龄的增长和疾病的进展，你可能会注意到许多变化：身体的感觉、你的样子、你的角色以及你的日常生活。在你的一生中，那些你曾经可以轻轻松松完成的事情可能已不再可能完成；或者你虽然还是可以完成，但已经有了一些难度。你的头发变得稀疏，皮肤变得苍白。你可能已经从照顾别人的角色变成被别人照顾的角色。而你的日常生活也在发生变化，工作时间会越来越少，休息时间越来越多。

对大多数人来说，适应和接受种种的变化是很困难的。在接受不可避免的变化的过程中，你可能倾向于关注什么是错的和你不能做什么。然而，这对你没有好处。一个更有用的方法是关注并真诚地考虑什么是对的，你能做什么。举例来说：你可能已经失去了你的头发或者年轻的身体，但你的眼睛仍然炯炯有神。你可能无法改善家人的身体问题，但你仍然可以倾听并给予中肯的建议。你可能不能去办公室工作，但你仍然可以管理你的个人事务。你可能无法徒步攀登崎岖的山峰，但你可以遛狗。尽管健康、机能、角色和日常生活都发生了变化，但你是谁的本质不会改变，你仍然是你。而且，正如我经常听到正念减压项目的创始人乔·卡巴金所说的那样，只要你在这里，"你的对就比错多"。

<hr>

反思性写作

接受改变——于我而言，什么是对的

写下此时此刻对你来说正确的事情：你有能力做什么？体验到什么？你身体的哪些部分还在工作？你如何让别人的生活有所不同？

每一天……

- 选择一项个人护理活动（如刷牙、梳头、洗澡、刮胡子、涂护肤品或者服药），用正念的方法做这件事。用一种专注和关心的态度表达你想做这件事情，并且你值得被好好照顾。
- 选择一项家庭活动（如铺床、洗碗或扫地等），用正念的方法做这件事。觉知你从体验中获得的满足感。
- 上楼时专心上楼，下楼时专心下楼。

谨记

在日常活动中，如吃饭、散步、做家务或刷牙，有无数的机会让你练习正念。当你觉知到你身体的变化和你做日常活动能力的变化时，关注觉知，什么是对的，什么是你仍然能够做的。

叶子
轻轻
飘落

第二部分

慈悲

6

第六章
打开慈悲、友善和宽恕之门

> 如果你保持慈悲、仁爱，你内心的大门就
> 会自动打开。

生活有时候会让你愤愤不平、怀有戒心或者麻木不仁，不断积累的苦难和破灭的梦想让你的心变得坚硬如铁，以至于让你失去了与生俱来的善良。然而那颗善良的种子在孩童时代便深植于你的内心，现在只是需要被照料和滋养。无论你多大年纪或心已变得多么坚硬，内心的善良总是可以被美好的事物所唤醒。在这个过程中，你打开了内在的疗愈之门，你创造了将你与其他人以及你周围的世界联结在一起的温暖和空间。颇具天赋的冥想教师莎伦·萨尔茨伯格（Sharon Salzberg）曾说："当我们可以重新认识到自

己和他人的可爱之处时，我们对自我的祝福就会自然而美好地发生。"（Salzberg，2004）

回顾历史，我们可以看到世界上最杰出的人都是那些拥有无私奉献精神、帮助他人减轻心灵痛苦的人。耶稣基督（Jesus Christ）、圣雄甘地（Mahatma Gandhi）、纳尔逊·曼德拉（Nelson Mandela），他们只是众多伟大人物中的一小部分，他们在目睹他人的苦难中绽放善良。他们的慈悲是无条件的，他们心中充满了慈悲，总是去帮助那些受到伤害的人。最近，我们可以在缅甸民主派领导人昂山素季身上观察到这种品质。她被软禁了15年，然而她不以此为苦，多年软禁并没有动摇她善良的品质；她仍然充满了鼓舞精神，且仍旧保留着慈悲的品质。在解除软禁不到两个月后，《时代》杂志采访她（Beech/Rangoon，2010），她说："在我的生活中，我一直被善良所包围。相对于爱，我更珍视善良。爱来了又去，但善良一直都在。"

慈悲

我的朋友莎拉给我讲了一个故事，故事详细阐释了如何在日常生活中体现真正的慈悲。她的婆婆是一个很容易被激惹的人，不仅仅是对莎拉，对其他人也同样。如果事情不按她的方式发展，她的婆婆就会发表长篇大论，尖叫着贬低别人。婆婆自私和伤人的方式不仅把所有人都赶走，而且让其他人非常不喜欢她。在最近的一次爆发中，莎拉注意到她对婆婆的看法发生了意想不到的变化。她认为婆婆像是一个脆弱而缺乏安全感的孩子，需要母亲的拥抱。在那一刻，莎拉的心软了，她真诚地向婆婆敞开了心扉。面对婆婆，莎拉没有退却，也没有大发雷霆，而是说："我知道这对你来说一定很难，如果由于我的原因，导致了你现在的困难，我很抱歉。"看似接下来要有几个小时的混战，却第一次出现了耐人寻味的停顿，空气好像就此凝固了。婆婆看着莎拉，两人的目光碰撞在一起。婆婆的脸变得柔和了，莎拉走过去拥抱她。莎拉的拥抱不是敷衍的、走形式的拥抱，而是出于真诚的、非常温柔的拥抱，真心希望这个拥抱能够减轻婆婆的痛苦。

慈悲不仅仅是对人友善，希望他们幸福，更是发自内心地希望减轻他人的痛苦。这是一种由无私和利他的品质引发的心理感受。慈悲是关注到他人的心理和身体痛苦，并希望能够缓解他人的痛苦。

慈悲是对他人的慈悲，但是我们也要认识到自我的慈悲同样非常重要。我们首先要对自己慈悲，才能对他人慈悲。对自己慈悲意味着审视内心，对自己产生一种温暖关怀的感觉，真正渴望减轻自己的痛苦。对自己慈悲并不代表你是自私的人。只有对自己慈悲，消除自己的痛苦，我们才能够接受他人、善待他人、乐于帮助他人。有些重病患者对自己很苛刻，他们责备自己得了这种病，并为自己成为亲人的负担而感到内疚。培养自我慈悲和自我宽恕的精神有助于缓解我们极度自责的情绪，从而有利于自我疗愈及增强与外界的联结。

慈悲实践的研究

越来越多的研究表明，心怀慈悲有不可否认的好处，也有很多研究是关于怎样去培养这个品质的。

威斯康星大学的里奇·戴维森（Richie Davidson）、安托万·卢茨（Antoine Lutz）和他们的同事们在慈悲冥想方面做了许多实验。他们是通过比较熟练的慈悲修行者（具体指练习慈悲冥想达数万小时的佛教僧侣）和新手（基本上没有参加过任何慈悲冥想的正式学习，没有任何实践经验的普通人）之间的对比来获得新的发现。研究已经证明，慈悲训练与大脑中情绪、共情相关区域的激活有关联，以及与对某些声音（如痛苦的尖叫声或哭声）的刺激能够做出身体反应区域的激活有关联（Lutz，Brefczynski-Lewis，et al.，2008）。这些发现意味着培养慈悲之心可以增强一个人的情感、与他人分享经验的感觉以及帮助人们做好准备去应对和减轻痛苦。此外，研究人员还揭示了慈悲行为和高频大脑活动伽马波之间的联系（Lutz et al.，2004）。与新手相比，经验丰富的慈悲冥想者的伽马波幅度要大得多。伽马波代表大脑中生理和功能不同的区域的整合。本质上，大脑是同步的，它的各个区域作为一个有机的整体共同起作用。

我在埃默里大学的同事查尔斯·雷森（Charles Raison）、洛桑·内吉（Lobsang Negi）和塔德·佩斯（Tad Pace）正在着手一项颇具前景的工作，即向没有任何冥想背景的人教授慈悲练习，并评估该练习对他们身体和精神的影响。他们发现，与未接受慈悲训练的学生相比，接受6周慈悲冥想训练的大学生的情绪忧虑程度更低，体内一种炎症化学物质白细胞介素-6的水平也更低。具体而言，他们发现受益最多的学生是那些冥想次数最多（做练习最多）的学生（Pace et al.，2009）。

还有一些研究探索了自我慈悲的品质与处理不愉快生

活事件的相关性（Leary et al., 2007）。这项研究证明，自我慈悲可以缓解消极的自我感受。有自我慈悲精神的人会承认自己在不良事件中所起的作用，但他们不会反应过激，也不会被愤怒、内疚、焦虑和悲伤等消极情绪打倒。

慈心（Loving-Kindness）

慈心是无条件的善意。不管是否在经受苦难，每个人都渴望幸福安康。它就像一眼充满仁慈和朝气的深泉，不仅仅局限于给那些需要帮助的人，或者你喜欢的人享用，而是可以自由分享的。

慈心，可以通过已有两千年历史的冥想训练来培养。这些练习是对所有人真诚的祝福，包括你自己、那些你所珍视和尊敬的人、你熟悉的人、你难以面对的人，以及其他所有的人和所有的生物。

当我们培养慈心时，我们自然会感觉更好，进而与他人建立更多的联结，并希望帮助他们。芭芭拉·弗雷德里克森（Barbara Fredrickson）是北卡罗来纳大学教堂山分校（The University of North Carolina in Chapel Hill）的社会心理学家和积极心理学领域的领导者。她开发并验证了积极情绪的拓宽和构建理论。这项工作假定，积极情绪（如快乐、感兴趣、自豪、满足和爱）的体验拓宽了我们思考和应对不同环境的方式，这反过来又有助于在我们体内建立持久的资源，使我们在困难环境中更具韧性（Fredrickson，2001）。她和她的同事们发现，学习和练习慈心冥想几周后，确实可以增加积极情绪（如快乐和心灵的平静），减少挥之不去的消极情绪（如愤怒和悲伤）。此外，他们发现，慈心的培养给生活带来的更大的意义，是使我们感受到更多的来自家人和朋友的支持，并减少与疾病相关的症状，如疼痛（Fredrickson et al.，2008）。在相关研究中，北卡罗来纳州杜克大学医学院的詹姆斯·卡森（James Carson）及其同事证明，为期 8 周的慈心冥想可以减少慢性背痛患者的愤怒和疼痛。这项研究阐明了不良情绪（如愤怒）与身体症状（如背痛）之间的关系，揭示了敞开心扉的练习（通过慈心冥想）如何化解不良情绪和缓解持续的病痛，从而提高幸福感（Carson et al.，2005）。此外，另一项研究表明，人们在短时间（几分钟内）学习和进行一个简短的慈心练习后，面对他人时的情绪会更加积极，与他人的联结也更加紧密。这些发现表明，慈心练习可以减少社会孤立感（Hutcherson，Seppala & Gross，2008）。

慈心

下面的冥想练习是为了培养你对一个特别的爱人和你自己的善意和慈心。不过，请注意，这种做法也可以推广到其他人：你非常尊敬的人（如亲爱的朋友或尊敬的老师）、和你关系一般的人（如熟人）、让你很有压力的人，或者更广泛地说，所有人和所有的事物。

● 请在心中回想一个你所爱的人或对你很好的人。

　　（1）当你想到这个人时，请微笑。如果你愿意，当你做这个练习的时候，可以将手放在胸口心脏的位置。

　　（2）想象这个人，或者说出这个人的姓名，用下面的话语或其他更合适的话语真诚地祝福他。慢慢地读每个词语，并允许这些词语与自己产生共鸣，这样你就可以在心里感受到它们。

　　　　愿你免受伤害。

　　　　愿你从忧虑、恐惧和愤怒中解脱出来。

　　　　愿你幸福。

　　　　愿你身体健康强壮。

　　　　愿你接受事物本来的样子。

　　　　愿你生活安逸自在。

- 用同样的真诚和善意来祝福自己，就像祝福你所珍爱的
  人一样。
  （1）如果你愿意，温柔地微笑，把手放在你的胸口心脏
  的位置。
  （2）内心充满着渴望，读出以下话语或其他更合适的话
  语，慢慢地读每一个词语，并让它们与你产生共鸣，
  这样你就能在心里感受到它们。

  愿我免受伤害。

  愿我免于忧虑、恐惧和愤怒。

  愿我幸福。

  愿我不再痛苦。

  愿我可以接受事物本来的样子。

  愿我此刻一点一点地放松。

宽恕（Forgiveness）

60 岁的托尼持续被一场发生在 25 年前的创伤性离婚
所困扰。那件事发生后的每一天，他的脑海中不断重演着
前妻伤人的话语和毁灭性的行为。他认为是前妻毁了他的
生活。因为前妻带着孩子离开了他并限制他探视自己的孩
子；巨额的赡养费使他生活窘迫，一无所有。前妻所做的
事如此恶毒和卑劣，以至于他永远都不想原谅她。即使是

现在，他患有前列腺癌并且已经转移，他仍被前妻的欺骗所困扰，日复一日年复一年沉浸在这种困扰中。

有些人像托尼一样，将仇恨埋藏在心里几十年。他们对自己受到他人伤害的事实感到愤慨，根本无法摆脱过去。另外，另一些人会因为伤害或背叛他人而感到懊悔。

～ **暂停**：考虑一下，你感到痛苦吗？对那些曾经对你做错事的人怀恨在心吗？或者，你因为伤害了别人而无法原谅自己吗？

心怀怨恨

怨恨和不宽容（对自己或他人）会有害于你的身心健康。它制造了内心混乱和恐惧，这种情绪会使人更加苦恼，久而久之产生压力，从而对你的身体产生有害的影响（vanOyen Witvliet，Ludwig & Vander Laan，2001）。研究表明，长期心怀怨恨会导致严重的机体健康问题，如心脏病发作风险增加、高血压、胃溃疡和疼痛性疾病（关节炎、背部问题、头痛和慢性疼痛）。心怀怨恨的人也容易产生吸烟的恶习，这使他们常常会面临许多其他健康问题（Messias et al.，2010）。

宽恕是解药

宽恕是消除怨恨、痛苦和遗憾的良药。它包括两个内容：一种是对于伤害过自己的人的宽恕，另一种是对伤害过他人或自己的自我宽恕。埃弗里特·沃辛顿（Everett Worthington）及其同事的一篇文章广泛讨论了宽恕的理论和研究，文章中说克服不宽恕的负性情绪（嫉妒、怨恨、愤怒和痛苦）是可能的，我们可以通过同理心、同情心、爱和感激等正面情绪面对他人，从而从情感上原谅他人、宽恕他人（Worthington et al., 2005）。因此，这本书中描述的许多练习可以帮助我们去原谅曾经给我们带来伤害的那些人和我们自己。

～～～～～～～～ 冥想训练 ～～～～～～～～
为宽恕创造空间

～

- 让自己坐在一个舒适的位置上，关注你每一次吸气和呼气时腹部的起伏。关注你现在感觉如何。

- 如果你愿意，你可以在练习的时候将手放在胸口心脏的位置。

叶子
轻轻
飘落

- 默默地重复几次以下的话语，允许它们和你产生共鸣，用心去感受它们。

  愿我懂得宽恕。

- 现在回想一些你有意或无意间伤害到他人的例子。

- 使用以下的话语或其他更适合你的话语。允许这些词语和你产生共鸣，用心去感受它们。

  愿我原谅我自己。

  愿我原谅自己给别人和自己造成的任何痛苦。

  愿我原谅自己所犯的错误。

  愿我原谅自己还有事情没有完成。

- 请注意，如果你对原谅自己心存障碍，请将呼吸带到有障碍的部位。

- 现在回想一个或几个你被他人不公平对待的例子。

- 如果你已经准备好要宽恕他人，在你能宽恕的程度上表达原谅。

- 使用以下话语或其他让你感觉到舒服的词语。允许这些词语和你的身体产生共鸣，你可以用心去感受它们。

  我原谅你。

  我原谅你对我的伤害。

  愿我原谅所有有意或无意伤害到我的人。

- 请注意如果你对原谅他人心存障碍，请将呼吸带到有障碍的部位。

- 关注你现在是怎样的感受。

每一天……

默默地向另一个人致以美好的祝愿。他可能是一个正
在经历困难时期的人，也可能不是。他可能是你所爱的人、
熟人，或是和你有竞争关系的人。

谨记

共情、善良和宽恕可以打开你内心的治愈之门，创造
温暖和空间，并将你与他人以及你周围的世界联结在一起。

7

第七章
扩展你的慷慨，随喜他人的快乐

善良的心是快乐的源泉，能使周围的一切
都绽放出清新的微笑。

——华盛顿·欧文（Washington Irving）

　　我的老朋友利奥是一个成功的企业家，睿智、可爱、慷慨。多年来，他一直都无私地奉献着自己的金钱和时间去帮助个人和各个社区组织。我记得和他有过一次谈话。那次，我们坐在他满是古董和珍贵艺术品的客厅里，他说："您看这些，如果我生病病情加重，它们并不能帮我，也不能让我免于死亡，而且我一个都带不走。因此，只要我还在这里，还有能力，我就想将它们分享给需要的人，这样做让我感觉真的很好。"

叶子
轻轻
飘落

多年来，利奥这一充满智慧和让人鼓舞的生活理念一直萦绕在我心头。的确，给予让我们感觉良好。有研究支持这一观点：利他的人比不利他的人更快乐，无私给予的好处远远大于接受的好处（Schwartz et al.，2003）。然而，在现代社会，许多人都被这样的信念所引导：更多的金钱和物质财富会使他们更快乐。事实上，只要我们的基本需求得到满足，可以舒适地生活，获得更多并不一定等于更好。这反映在一个众所周知的事实中：一般来说，最富裕国家的人实际上是最没有公民权的。看看一个典型的美国城市，你会看到，人们终日繁忙，贪婪地积累财产，期待着退休的那一天。尽管他们对人生做了最好的规划，但退休有时候可能永远不会到来。悲剧和严重的疾病随时可能出现，并且往往就发生在我们最意想不到的时候。所以，尽管已积累财富和金钱许多年，但请记住，当你离开这个世界，金钱和财富都不能被带走。现在，通过培养慷慨的精神，你可能会收获无穷的益处。你会感到快乐和解放，你会因意识到你给别人带来了不同而感到满足，给予的欲望可以超越对财富和金钱的欲望。以更私人化和不着痕迹的方式奉献自己，比如分享你的生命故事、你最喜欢的食谱，或者你创作的艺术作品，都是非常有意义的，可能会对别人产生不可磨灭的影响。

和慷慨一样，随喜快乐也是一种健康的品质，它把我们和他人联系在一起，让我们感觉良好。"随喜快乐"由两个词组成："随喜"和"快乐"。随喜是体会他人喜悦的能力。欧洲神经学家塔妮娅·辛格（Tania Singer）和她的同事们阐明了当一个人有随喜时，体内会发生什么。在一项研究中他们发现，仅仅看到心爱的人暴露在痛苦的探针下，大脑中与疼痛相关的区域就会被激活（Singer et al., 2004）。从本质上说，看到你爱的人受苦，你的身体会触发反应，像这种苦真的发生在你身上一样的反应。快乐是一种与高兴和感觉良好相关的积极情绪，随喜的快乐是当你看到别人快乐时感受到的真正的满足。当你看到别人快乐时，你也快乐，而不是当别人拥有健康或好运时，你心存嫉妒或羡慕。试着敞开你的心，让快乐充满你的心扉，不求任何回报，你可能会感觉更好，因为它会产生一个奇妙的连锁反应，快乐会成倍增加。

有意义的赠予

　　如果意识到这是你生命的最后阶段，你是否会反复思考赠予他人什么？如何给？以及何时给？而怎样才能使你的赠予对你和你在乎的人最有意义呢？你是否已经把你所有的物品，包括那些情感价值高而金钱价值低的物品，都分给了最珍视它们的人？有没有用一些私人的或不经意的方式来分享你的一部分，以给你的家人和后人留下持久的美好回忆？什么时候是给予的最佳时机？是在你活着的时候面对面地赠予，还是留下遗嘱在你离开后让别人来遵从？这些都是值得探讨的问题。现在，通过反思和想明白这些问题，你会有更平和的心态，在这个过程中，你也会觉得和你爱的人更亲近。如果你不想在活着的时候赠予，至少要整理好并制定相应的计划，最好把你的愿望写在遗嘱或信件中，以避免未来可能的困扰。

放下对物质的占有

看看你的周围，你所拥有的这一切最终都将被遗弃在某个地方：家中、本地的慈善二手店、拍卖行或垃圾桶。你死的时候什么东西也带不走。因此，让别人来决定，或者你自己扮演一个积极的角色，决定你的纪念物、其他有特别意义的财产或曾经努力奋斗才得到的宝贝们的命运，选择权在你。

在你活着的时候，亲自把你的东西送出去，对你和接受者来说都是极其有益的。想一想，给你的孩子或孙辈们一些对你而言非常有情感价值的礼物，然后给他们讲一个关于它的故事，看到他们脸上被点亮的笑容，你一定也会精神振奋。

❧ **暂停**：当你考虑你的财产和它们的命运时，花一点儿时间留意一下你现在的感觉。

与人的深度交流：分享你的一部分

有无数种方法可以让你与你生命中特别的人分享你的一部分——发自内心的延伸，这是无法标价的。通过这种体贴的馈赠，人们会被深深感动，并深情地记住你。例如：分享你的生活故事（可以用数字音频或视频记录下来，这样其他人就可以记住细节，继续听到你的声音，看到你）；记录你的家谱；写信或写诗；创作歌曲；创作艺术品或手工制品；分享家庭食谱和相册等。谨记，无论你给予的是什么，都是独一无二的，会产生非常多的可能性。也可以考虑为那些还没有出生的家庭成员留下一些有意义的东西，这可能是他们了解你的一种方式，即使他们没有机会见到你。

我的母亲是一个编织爱好者，而且非常有才华。即使在生命的最后几年健康每况愈下，她仍然保持着编织的习惯。她织了许多漂亮的毛衣、毛毯、袜子和婴儿外套，并把它们送给了家里的每一个人。直到今天，将近30年过去了，我仍然珍惜母亲做的那些针织品，无论何时我穿上它们，我就会想起她，脸上洋溢着微笑。她做的婴儿服传给了我所有的侄子们，他们大多数都是在她去世后出生的。

我曾经与受人尊敬的音乐治疗师苏珊娜·汉泽（Suzanne Hanser）共同开展了一项研究，在这个研究中，我们用音乐帮助晚期乳腺癌的女性病人应对她们面临的困难（Hanser et al.，2006）。一位与会者分享了以下内容：

我（和音乐治疗师）为我还没有出生的孙辈们写了一首歌，这段经历让我感觉畅快淋漓。即使我知道他们出生的时候我可能已经不在他们身边，但想到我已经写下了我想要对他们说的话，我感觉好多了。那是一次美妙的经历。

我还记得丹尼斯，一位50多岁的男士，我在做临终关怀护士时遇到他。丹尼斯给他生命中每一个特别的人都写了一封信，包括他的每一个孩子和孙子（包括那些尚未出生的）。每封信都是个性化的，描述了他在他们身上看到的令人欣赏的品质，他们共同经历的特殊回忆，以及他对这个人未来的希望和憧憬。

分享关怀

❧

- 平静下来，把意识放在呼吸或其他身体感觉上，闭上眼睛或微微地睁开眼睛凝视前方，这样做1～2分钟，注意你的感受。

- 想想你生命中重要的人有哪些。

- 对于每个人，想一想你是否愿意赠予他们你拥有的东西，甚或是你的一部分。

  （1）你愿意赠予那个人的是什么？

  （2）与那个人分享的最有意义的方式是什么？

  （3）你怎样才能以你想要的方式将礼物送给对方？

- 在仔细考虑了这些问题之后，把注意力放回到你现在的感觉上。允许自己去感受你内心涌起的任何情绪，跟它待在一起，面对它，不要试图改变它。

分享他人的快乐

想象一下，你可能认识这样的人，他们似乎过着安逸的生活，健康状况良好，有才能，有好的恋爱关系，经济有保障，也许从你的角度来看，他们在这个世界上无忧无虑。当你想起这些人时，你有什么感觉？

一般来说，当你感觉良好和心情愉快的时候，或当你喜欢那个人的时候，你更容易为他的好运而高兴；而当你感觉不舒服时，或者不喜欢那个人时，甚至在他的好运里看不到任何对自己的益处（意味着你不会因为对方的好运而得到任何东西）时，很难为对方高兴。

你可能想知道为什么你应该无条件地感受别人的快乐，而不是选择嫉妒或无动于衷。嫉妒是一种破坏性的情绪，它会弱化你看待事物的能力，包括任何可能出现在你面前的美好事物；它会限制你，让你疲惫、烦躁。虽然无动于衷没有嫉妒那么有害，但它乏味和冷漠的特性会限制你体验生命里的生动和快乐，难以看到别人的善良。所以，想象一下，如果你敞开心扉，为他人的健康、快乐和好运而高兴，会发生什么。

~~~~~~~~ 冥想练习 ~~~~~~~~
随喜快乐

ᐤ

- 在脑海里想象一个你非常看重的人，他拥有生命里所有美好的东西（比如健康、富足、能力超群、家庭美满），过着非常幸福的生活。当然，他可能只拥有这些描述的一部分，因为现实中没有人拥有绝对完美的生活。他可能是一位你爱着的人、朋友，或者亲爱的老师。

（1）当你想起这个人的时候请保持微笑。

（2）让快乐从心底涌出，充满你的身心。

（3）祝福这个人：

　　　愿你永远幸福。

　　　愿好运永远伴你左右。

　　　愿你生命中拥有更多美好，不断延伸。

- 再想象一个你既不喜欢、也不讨厌的人，你和他没有太多交集。他也过着幸福的生活。看得出来他的生活不错。

（1）当你想起这个人的时候请保持微笑。

（2）让快乐从心底涌出，充满你的身心。

（3）祝福这个人：

　　　愿你永远幸福。

　　　愿好运永远伴你左右。

　　　愿你生命中拥有更多美好，不断延伸。

- 最后，再想一个你不喜欢的或不喜欢你的人，或者一个很难相处的人，他也很幸福，看得出来他的生活不错。

（1）当你想起这个人的时候请保持微笑。

（2）让快乐从心底涌出，充满你的身心。

（3）祝福这个人：

叶子
轻轻
飘落

愿你永远幸福。

愿好运永远伴你左右。

愿你生命中拥有更多美好，不断延伸。

（4）留意你这么做时是否心存障碍。如果有，请把呼吸
带到有障碍的地方。

● 把注意力拉回到你现在的感受。

每一天……

慷慨地给予，即使是用看似微不足道的方式，比如给
予他人赞美。当你看到别人的健康和好运时，请微笑。

谨记

培养慷慨的品质，当你看到你给他人带来的变化时，
你会得到满足。敞开你的心扉，为他人的快乐而快乐，这
有助于消融嫉妒，提升你的幸福感。

8

第八章
常怀感恩

感恩会让人内心安宁，静享愉悦。

——拉尔夫·布卢姆（Ralph H.Blum）

当你患有威胁生命的疾病时，生活会随之发生改变。过去能带给你巨大快乐的事情，如旅行、参加活动、跳舞、锻炼、烹饪，现在可能不再是你世界的一部分，或做事情的能力可能会受到限制。你可能不再能够做你以前可以做到的事情，但这或许是一种让你以新的方式了解自己的机会。你或许会惊讶地发现，这是品味当下美好生活的一个机会，而且能以感恩的态度回顾以往的生活经历，充实你现在的生活。

我们都熟悉"常怀感恩"这句话。尽管是老生常谈，但它传递的信息仍然意义深远。事实上，大多数人并没有花时间去深刻反思那些所拥有的祝福。那些面临严重疾病的人也许会因此受到启发，去盘点生活中收到的祝福，并借此建构生命的意义，通透地看待生活。

然而，有些人发现很难做到心怀感恩，因为他们觉得受到了伤害，或者对发生在他们身上的事情充满了愤怒或悲伤。

感恩的好处

感恩的好处其实我们都知道，研究也证明了这个观点。加州大学戴维斯分校（the University of California-Davis）的罗伯特·埃蒙斯（Robert Emmons）和迈阿密大学（the University of Miami）的迈克尔·麦卡洛（Michael McCullough）的相关研究，记录了感恩对于个人的好处。一般来说，那些对生活中所拥有的一切心存感恩的人，比那些没有感恩之心的人更快乐，或更少感到悲伤和沮丧。他们对生活更满意、更有活力且更积极乐观，压力更小（Emmons & McCullough 2003；McCullough, Emmons &

Tsang，2002）。这并不是说他们戴着有色眼镜看世界，因为有研究表明，感恩的人不会否认生活中存在的阴暗面。他们能够以建构意义和常怀感恩的方式，把生活中好的和坏的方面结合起来，而不会赋予物质财富更多的价值。在人生的跌宕起伏中，简单的非物质财富最为重要。常怀感恩的人会敏锐地意识到与他人的联结。他们心地善良，真诚地关心他人。他们不遗余力地分享他们所拥有的，并向那些需要帮助的人伸出援手。由于感到幸福和满足，他们的内心自然会充满慈悲和慷慨。

然而，并不是每个人都常怀感恩。值得庆幸的是，人们可以通过反思和写作来培养这种品德。研究表明，写感恩日记会给人们带来更多的益处。那些记录下日常生活中令人感激的事情的人，比起那些只记录烦恼琐事、人生大事和如何过得比别人更好的人，在身体上会更健康，精神上更快乐，并且更有可能实现个人的生活目标（Emmons & McCullough，2003）。患有神经肌肉衰弱疾病的人，在写下令他们感恩的大事小事后，会感受到更快乐、更有活力和更乐于与他人交流。此外，他们睡得也更香，对生活有更全面积极的看法。总而言之，研究表明，无论是否患有严重疾病，感恩——无论是天生的，还是通过写作等练习

叶子
轻轻
飘落

培养的——都能提高人的幸福感和人际关系的质量。最重要的是，感恩在很多方面带来的好处非常多。

感恩和全然地生活

布拉泽·戴维·斯坦德尔 - 拉斯特（Brother David Steindl-Rast）发表了很多关于感恩美德的文章和演讲。对他来说，感恩是全然地生活所必有的，如果我们意识不到每天收到的无数礼物，就不可能全然地生活（Steindl-Rast，1984）。正如布拉泽·戴维所说，我们必须"觉醒"。我们必须有一双明亮而敏锐的眼睛，去发现那些在我们面前显现出来的让人惊喜的事情，并对它们充满敬畏之心。在发现那些令人惊喜的事情的时候，我们内心会充满感恩。感恩是打开我们慈悲心的大门，用温柔和善良的眼睛看待别人，发现并感激他们为你所做的一切，并充满善意地、真诚地祝福他们。

盘点简单的快乐

正念的培养是觉醒并充分体验简单快乐的关键。什么是简单的快乐呢？简单的快乐是不需要花太多代价的小事情，包括在干净整洁的床单上睡觉，洗个泡泡浴，听弦乐四重奏，仰望天空中的月亮和星星，舔草莓蛋筒冰激凌，在噼啪作响的炉火前品茶，看孩子们在操场上玩耍。简单的快乐体验是无穷无尽的，而且每个人的体验都不同。一个人能体验到的快乐，另一个人可能不能体会。你甚至可能发现，简单快乐的体验可能每天都在改变，这取决于你的感觉、天气、你和谁在一起，以及不可预料的事情的发生。重要的是你注意到了这些等着你去发现的小小的惊喜。如果你全神贯注于下周的医生预约，你可能会错过现在窗外珍稀的候鸟。对于你有幸意识到和体验到的每一个简单的快乐，停下来，微笑，并感恩那一刻——单纯美好的一刻。

在我父亲生命的最后两年，他失去了吞咽能力。对我们大多数人来说，那些与吃喝有关的理所当然的简单乐趣，已经从这个沉默寡言的人身上被剥夺了。退休后，父亲原本每天都会去市场买新鲜的蔬菜、海鲜或肉类，用心地制作各种美食，然后抿着一杯红葡萄酒慢慢品尝，外出就餐，也曾是他最喜欢的消遣之一。但他现在不再外出就餐，也不能为家人和朋友准备节日大餐，他甚至连吞下一勺冰激

叶子
轻轻
飘落

凌、一个冰块或者自己的唾液都很困难。吞咽困难的问题给他带来了严重的后果（例如，肺部感染）。

寻找和体验新乐趣对父亲来说并不容易。然而，还是可以做到的。黛西，他的一只黄色拉布拉多犬，给他带来了无限的乐趣。每当父亲和黛西一起躺在沙发上休息时，黛西就把头靠在他的胸前。当他望着黛西的棕色大眼睛时，父亲的脸上就会充满笑容。他会拍拍它的肚子，它会舔他的脸来表示感激。对父亲来说，和黛西安静相处比什么都重要。他每天都默默感谢她，感谢它是他最好的朋友和忠实的伙伴。

父亲也很感恩他仍然可以走路，可以在屋子外面稍微散散步（这和他以前当专业马拉松运动员的时候大不相同）。他会坐在躺椅上，黛西坐在他的脚边，沐浴在新英格兰的阳光里。蓝色的天空上飘浮着蓬松的云朵，枫树在微风中摇曳。父亲呼吸着佛蒙特州山上清新的空气，鸟鸣声使他充满活力。大自然充满丰富的养分。这种"简单"的体验让人感到满足。

我还想起了一位名叫珍妮弗的 38 岁的女士，她因癌症接受了长期住院治疗。在医院住了几个星期后，她带着新的视角回到家。家还是那个熟悉舒适的家，但她拥有了一种从未有过的体验。她分享了以下内容：

有一天，我站在暖气片前，正准备拿本书读，突然想：啊，我在暖气片前，它是暖和的，我在家里。这是不是很温馨？

ᕙ **暂停**：暂停片刻，扩展你的思维，回答以下问题：

现在对我来说，真正的简单的快乐是什么？

此刻，我所看到、听到、闻到、尝到或感觉到的，有哪些让我感到愉悦？

什么样的颜色、光线、形状、气味、味道或皮肤感觉能让我觉得愉悦？

让感恩充满你的内心，停留在对感恩的觉知中。

感激他人的爱和关心

你可以对那些从以前到现在，对你的生活产生影响的人表达感激之情。从你出生的那一刻起，一直到你的童年，你都得到了长辈们的关爱和照顾，他们支持你、帮助你，为你的未来打下了良好的基础。他们可能是你的父母、祖父母或其他家庭成员，抑或其他与你没有血缘关系的人，

叶子
轻轻
飘落

如邻居、老师或辅导员。即使你来自于一个有问题的家庭，也有人照顾你，在你的成长道路上提供关爱的指引。随着你的成熟，你的圈子可能会扩大，包括朋友、配偶、孩子、侄子侄女、新邻居、老师和宠物。无论他们在世还是已经去世，他们都曾用爱、关心和建议塑造了你。你是否曾经面对面、写信、打电话，或者只是默默地表达过对这些人的感激？

在你当下的世界里，谁是最爱你的人，谁为你遮风挡雨，谁在你跌倒时拉你一把，谁在认真听你的倾诉，谁在你感到完全崩溃时拥抱着你？除了他们为你做的实际的事，比如开车送你去看医生、帮助你保持工作顺利、做饭、洗衣服、打扫房子或者购物，你是否觉知到和他们在一起是什么感觉？你注意到了他们是如何通过他们的表现、倾听、触摸或仅仅是和你在一起的方式，来表达他们的爱和关心吗？他们为你做了哪些大大小小的事情？当下你是否向你生命中那些特别的人表达过你的感激之情？

现在，想一下那些日复一日、年复一年精心照护你的卫生保健专业人员和护理助理：你的护士、医生、家庭健康助理、社会工作者、按摩治疗师、物理治疗师或心理健康顾问等，他们友善而富有爱心。当然，照护你可能是他们的工作，但你可以看出哪些人是特别照顾你的——那些真正关心你和你的健康的人，以及那些超越基本职责要求的人。

史蒂夫是一位 50 岁的保险代理人，患有癌症。他说他在长期住院期间，学习正念改变了他对照护他的医疗专业人员的看法：

正念让我对所得到的照护有了更高的认知，我认为这是一种优待。当然，我根本不想处于这种状态，但是，既然已经这样了，能得到如此好的待遇真是太好了。

〜 **暂停**：暂停一下，想一下那些照护你的人。有他们在，你的生活质量如何？他们是如何帮助你的？当你想起他们的时候，你有什么感觉？你是否向这些专业照护者表达过你的感激之情？

回顾

回顾和反思的价值已经得到公认，并且有研究发现其对老年人的抑郁症治疗特别有帮助（Bohlmeijer，Smit & Cuijpers，2003）。当你回顾过去的生活时，你可以以感恩

叶子
轻轻
飘落

的心态来展开这个过程。这样做，你可能会发现，它会帮你从整体上理解和找到生命的意义，获得新的看法，并感激你生活中所经历过的方方面面——巅峰、低谷、特别的人——以及你是如何成长的。

特洛伊，一名70岁的退休工程师，患有进行性心力衰竭，在一次严重的中风后，并发了中风后遗症。他走路、说话和吃饭都有相当大的困难。经历了巨大的打击后，他因此特别珍惜现在拥有的，即他的头脑。作为一名工程师，他头脑灵活。虽然生病了，他仍然能够分析问题、解方程。他的记忆力仍然完好而敏锐，因为他花了很多时间回忆他的生活——美好的生活。他记得他不起眼的童年；和他最好的朋友一起跳石头；一次偶然参加的会议，他得到一个著名教授的指导，拿到了麻省理工学院（Massachusetts Institute of Technology，MIT）的奖学金；大学生活的回忆；遇见他的妻子；和他的子孙们一起举行特别的聚会。他也会想起那些不好的事情，比如他失去工作，他的胎死腹中的孩子，以及他目前的疾病。随着过去不同的画面在特洛伊脑海中浮现，他对他丰富多彩的人生经历充满感激，这些经历赋予了他生命的意义和力量。在特洛伊的脑海中，他以回忆的方式把过去的经历重现，此时此刻他充满了活力和愉悦感。当他发现过去 70 年来他一直沐浴在丰厚的恩赐中，他身体的每一个细胞都充满了感激之情。

感恩的障碍

当你感到生气、愤怒、暴躁或痛苦的时候，你可能会发现难以接受现实并产生感恩之心。与其因为你没有感恩的感觉而自责，不如承认并接受它。观察你的想法和感觉，注意它们是如何变化的，并洞察你在想什么和你的感觉是什么。温柔地对待自己，觉知到你不能强迫自己去感恩，让它自然地以一种真实的感受出现。它会通过正念和慈悲心的培养而显现出来。这本书中的实践可以帮助你建立一片感恩的沃土。

〰〰〰〰〰〰 反思感恩 〰〰〰〰〰〰

～

你可以只在冥想时，或者在写日记的同时进行以下练习。其目的是，联结你现在和过去的生活的各个方面，使你真正感恩各种事情。

叶子
轻轻
飘落

- 允许你的身体保持在一个舒适的位置，让你的思想慢慢跟随你呼吸的节奏，或其他让你觉得更舒服的一些中立点。

- 安静地坐着，让相关的画面或经历浮现在你的脑海中，与它们充分地共振。不要着急，对于生活中你所感恩的方方面面，至少花5分钟的时间反思和冥想。

- 试着明确和具体地识别和想象每一个画面。

  （1）现在在我的生命中，我感激：

  　　大自然、音乐、色彩和光、孩子、气味、口味、感觉、爱好等简单的乐趣；

  　　那些爱我、关心我的人；

  　　那些照护我的优秀的专业医护人员；

  　　我的宠物；

  　　我头上的屋顶；

  　　我的能力……

  （2）当我回顾我的过去时，我感激：

  　　那些爱我、关心我的（活着的或去世的）人，父母或祖父母、兄弟姐妹、孩子、其他亲戚（如阿姨、叔叔和堂兄妹）、朋友、教师、前伴侣或爱人；

  　　有意义或有趣的工作，或两者兼而有之；

  　　我去过的地方；

  　　让我变得更强更好的那些艰难的时刻。

- 安静地休息，让感恩充满你的内心。注意你身体的感觉。注意你的想法和情感的出现。

- 注意你是否抵触这样做。如果有，是在哪些方面？那是什么感觉？不要评判它们，允许它们存在。

- 让感恩的画面和记忆自然地浮现。尽量不要强迫它们。如果你在想象画面或回忆经历时有困难，不管出现什么，以平静且宽容的心态接纳它们。

- 尽量不要把注意力集中在抽象的概念上，而要把实际经历中形象和生动的细节带进脑海。

- 你可以选择在一次练习中回顾一到两个上面列出的项目，或者你可以将整个练习分散在几天内进行。

- 在你回顾了一遍列表之后，你可以再次回头重复练习每一个项目，或者只练习那些最适合你的。允许新的想法、画面和记忆浮现。再次强调，让内心充满感恩，并体会它在你身体里的感受。

每一天……

- 花几分钟反思一下当下你生活中的美好事物。
- 对自己说（或写下来，或两者都做），今天我要感谢……
- 觉知到简单的快乐，尤其是那些你以前可能没有觉知到的。

叶子
轻轻
飘落

谨记

感恩会增强你的幸福感，让你生活更充实。你可以对当下生活中的美好事物心存感激，比如简单的快乐、来自他人的爱和关心。你也可以回顾过去，对自己生活的方方面面心存感激。生气和恼怒会干扰你的感受，但你可以通过常规练习来克服这些障碍，让你冷静下来，打开你的心扉。

第三部分

联结

9

第九章
接受帮助

> 寻求帮助是自信的一种表现。你确切知道
> 有一种帮助是切实可行的，同时打开心扉
> 去接受它。
>
> ——艾伦·科恩（Alan Cohen）

对于身患重病的人来说，从容地接受他人的帮助，是一件很不容易的事情。像开车、做饭、洗澡，一些平时都可以自理的小事，现在变得特别困难，需要从家人、朋友、专业人士那里获得帮助。有些人生活独立，或者喜欢照顾别人，对他们来说寻求帮助就显得尤其困难。另外，我们的社会价值观强调"凡事靠自己"。所以，我们下意识地、

自然地拒绝他人的帮助，或者否认我们需要它。接受帮助，意味着弱小、依赖、屈服于疾病。事实上，接受帮助是一个明智的做法，也是关爱自己的重要一步，它是我们打开自己、接受来自他人关爱的大门入口。

桑德拉，一位 63 岁的退休护士，同时也是一位妈妈和奶奶，她为自己独立的生活而骄傲。作为一个天生的照顾者，她感到最快乐的时候是向他人伸出援助之手、照顾别人的时候。5 年前，她被诊断为乳腺癌，但是仍然积极地面对生活。在生命的最后几个月，桑德拉变得越来越虚弱，自己能做的事越来越有限。由于不断加剧的疼痛、疲劳和周身不适，她变得行动迟缓。

桑德拉有一个强大的朋友和家庭支持系统，儿孙们都住在附近。他们都很尊敬、关心桑德拉，经常主动提出帮助她购物、做饭、清洁和洗衣、开车赴约、拿药，但是这些请求都被她坚定拒绝了。尽管桑德拉感到精疲力尽，她却不想考虑接受他人帮助，而是更愿意自己完成。然而，桑德拉清醒地意识到，她越来越难以应付和处理日常琐事。此外，拒绝他人的帮助，过度劳累自己，只会令自己感觉更糟。疼痛变得难以忍受，需要更多的止疼药，这让她长期萎靡不振。

桑德拉内心深处知道自己需要帮助，但她仍不愿意寻求和接受帮助。她习惯帮助、照顾其他人，扮演爱的施予者。当接受他人帮助时，她内心感到害怕、抵触和不安。桑德拉不想屈服于疾病，不愿放弃"我能行"的信念。她担心自己被视为弱者、被照顾者。由于她的拒绝，关心桑德拉的家人和朋友们只能在旁边默默地看着桑德拉受苦，感到无可奈何和沮丧。

⌒ **暂停**：当你读完桑德拉的故事后，花几分钟时间注意自己的感受如何。现在只需暂停片刻并如实感受。体会在上述案例中有哪些与你产生情感共鸣的地方，觉察身体和情绪上的变化。用心体会，当他人主动给予你帮助时，你的真实反应是什么，并且思考当你需要帮助时，是否会主动寻求帮助。

从抵触到接受

相比欣然接受帮助，拒绝帮助更为普遍，但也会带来很多不良后果。每件事情都亲力亲为会让你感到疲惫不堪，也带来更多疼痛、痛苦，令你精疲力竭，因此你需要更多休息以恢复体力。自然地，你花费在自己喜欢做的事情上的时光、与家人朋友亲密相处的时光就会更少。在言行上坚决拒绝他人的帮助，就好比搬起石头砸自己的脚，会带给你愤怒、悲伤、恐惧的情绪，使你的身体、人际关系、精神都承受巨大的压力。身体上的反应会有肌肉紧张、消化不良、呼吸急促、心率变快等。尤其是肌肉紧张，这会加剧疾病带来的骨骼和肌肉疼痛。你也许会坚决回绝他人的帮助或者在自己与想帮你的人之间树立起一面无形的墙。然而，当你拒人于千里之外时，自己也会觉得糟糕和沮丧。拒绝带来限制，引起精神和身体的紧缩，进而限制你的视角、能动性，以及对爱和快乐的体验的能力。

从另一个角度来说，接受帮助需要打开心扉：开放的心态、身体、情感。伴随着欣然接受帮助，你会坦然接受当下发生在自己身上的事情，心灵变得越来越柔软和敞亮。它会带给你愉快的心情、放松的身体、与他人更好的联结，使你更轻松地生活。对于数年来一直被你关心和爱护的家人、朋友们来说，可以借此机会把爱回赠予你。你会发现，他们在给予你帮助后，能看到自己对你的生活产生积极的影响，并由此自我感觉更好。在帮助你的过程中，他们感到满足和充实，心里充满希望而不是无可奈何。

欣然接受帮助并不意味着失去"独立性"。你可以选择让他人帮你做部分事，或者自己做，它们并不冲突。你们也可以一起做。你的任务就是分清哪些事情可以独立完成，哪些事情需要他人帮助。有规律的正念冥想练习可以帮助你更清晰地辨别这两者的差别，并且做出内心的选择，从而更好地关爱自己。

桑德拉故事的结局是：她逐渐敞开心扉，接受家人的帮助。刚开始，她让子女们帮助她洗脏衣服，孩子们很开心地答应了。一个家庭的交响曲拉开序幕：儿子将脏衣服和床单扔进洗衣机，女儿将它们烘干，大家一起叠好衣服，摆放整齐，铺好床单。全家人边做家务边回忆往事，其乐融融，笑声在空气中一阵一阵地荡开。桑德拉被如此温馨的场面感动了，逐渐接受了家人对她的其他帮助。那种接受帮助意味着失去独立性的观点开始在她内心松动，她更喜欢和她心爱的家人共享愉快时光。

打破屏障：恐惧、骄傲、习惯

恐惧、骄傲、习惯是妨碍人们接受互相帮助的三种常见障碍。恐惧，包括失控的恐惧、放弃或屈服于疾病的恐惧、虚弱的恐惧。骄傲，从某种意义上说与一种僵化的自

叶子
轻轻
飘落

我或自我意识有关，而这种自我或自我意识又与我们的独立观念有关。恐惧和骄傲经常结伴而来。短期来说，它们保护你；长期来说，它们给你带来巨大的困难。它们会限制你做出改变——这些改变能最大限度满足你的需求。抛弃恐惧和骄傲，坦诚地寻求和接受帮助，反而会让你拥有更多的掌控权，因为你可以决定你需要什么帮助以及他人如何做才能更好地帮助你。你会意识到接受他人的关心和帮助，对于自己和他人都有一个积极的影响。你并不孤单，而是和大家在一起。

固有的习惯（如条件反射性地不求助或者拒绝帮助）会妨碍人们欣然接受帮助。对于那些习惯照顾孩子们而不是被孩子们照顾的父母来说，尤其如此。打破固有习惯，正如你学习一门新技能一样，是可以通过学习做到的。想象一下，你刚开始学交际舞，不可能第一次走进舞池就对所有的舞步得心应手。关键是保持微笑，和你信任的人小心翼翼地开始练习。慢慢地，小小的成功会提升你的自信，这将使你迈出更大、更稳的步伐，直到流畅自如。当你敞开心扉接受帮助时，你会觉察自己的感受发生了变化。这可以让你的生活幸福感提高，从而帮助你更轻松地应对生活。

他人拒绝提供帮助

当你鼓起勇气寻求帮助时，有时会遭到他人的拒绝或者他们真的无能为力。此时，你可能会感到恐惧或者愤怒：他怎么可以在我真正需要帮助时说"不"呢？当寻求帮助时，最好心里不要有过度的期望，如此便可以坦然接受任何结果。如果被他人拒绝，这只能说明他在当时当地并不能提供你所需要的帮助。一次的拒绝并不意味着他们永远不会帮助你，只是当下不能而已。这也可能说明他们在满足你需求之前，先要满足自己的需求，正如空乘服务员在执行任务时接到的指令是这样的：在给乘客戴上氧气罩之前，自己先戴上氧气罩。这也可能意味着他们不能按你的方式提供帮助，但是却十分乐意以其他方式帮助你。关键是保持坦诚，这样，你既可以真诚地请求别人帮助，爱你的人也可以合理地拒绝。尊重他人的回应，不要评判，不要把它认为是针对你的行为。回归到你内心最坚实、最清澈、最自信的地方。当时间合适时，试着对同一个人或者其他人，再次寻求帮助。

无人可以寻求帮助

你可能独自生活并且觉得孤独，似乎周围没有可以寻

叶子
轻轻
飘落

求帮助的人。如果家人或者朋友都不在身边，无法获得来自传统社会支持系统的帮助时，不妨更创造性地思考，在与你联结的他人之中，哪些可以在你求助时给予你帮助。他们可能会是你的邻居、新老朋友或者和你有良好关系的远亲吗？如果不能确定有人可以帮你，就需要求助于专业机构了。当面与护士、医生或者社会工作者交流你面临的困难，这是获取帮助的重要的第一步。

———————————— 反思练习 ————————————

欣然接受帮助

~

- 找一个舒适的姿势让身体放松，轻轻地闭上眼睛，或者柔和地注视某样东西。怀着慈爱之心，把注意力放在呼吸或者其他令你更舒适的中立感觉上。在安静中单纯地休息片刻并且保持觉知状态。

- 仔细回忆当你确实需要帮助但是却没有向他人提出请求的场景，思考是什么阻碍了你？是什么使你退缩？觉察和体会内心的感受。

- 仔细回忆当你确实需要帮助，却拒绝了他人的帮助时的场景。回忆是谁向你主动提供帮助？当时的情境是什么样的？

是什么妨碍了你接受他人的帮助？你这么做之后觉得不安还是对自己行为很满意？觉察和体会内心的感受。

- 仔细回忆你寻求帮助时的一次场景。你向谁提出了请求？当时的情境是怎么样的？他人是如何回应你的？后来你感觉如何？现在回想起来，感觉又如何？如果没有想到向他人求助时的场景，那也没关系。

- 回忆一位你关心和爱护、他也同样关心和爱护你的人，想象他主动向你提供帮助的情景。试图辨识出他背后的善意。当你轻轻打开心扉接受他人的关爱和慷慨时，你有什么感觉？带着轻柔的微笑，真诚地、感激地接受馈赠。想象这幅画面，觉察和体会内心的感受。

- 还是那个人，想象向他寻求帮助时的场景。牢记他是你信任且愿意帮助你的人。允许自己打开心扉，接受帮助。用真诚和感激的方式向他人提出请求，觉察和体会内心的感受。

───〜〜〜〜 反思性写作 〜〜〜〜───

敞开心扉接受他人的帮助

〜

用写作描述一段艰难处境：你照顾自己充满困难，但是环顾四周却无法向他人敞开心扉寻求或者欣然接受他人的帮助。尤其记录下是什么阻碍你寻求或者接受帮助。将目光聚焦在你产生持续性抵抗的原因上面，诸如恐惧、愤怒、倔强、骄傲，同时避免责备或者贬低他人。着重写出你可以改变的地方，比如态度、沟通、行动。当你写下这些内容时，觉察和体会内心的感受。

记录下是什么原因阻碍你寻求或者接受帮助，也记录下你能充满感激地接受他人帮助的情景。用心观察和体会身体和情绪的变化，并且用简洁的语言记录下来。

每一天……

- 留心你是如何安排自己的日常生活的，如整理家务、个人护理（洗澡、穿衣）、医疗护理（找医生开处方、做治疗、提交纸质材料）。留意你是自己做完这些事情，还是请人帮忙了。关注你的感觉，察觉你是否对自己太过苛刻。
- 寻求微小的帮助并且留心之后的感受。
- 当你下意识地拒绝或者推开他人的帮助时，暂停片刻，有意识地深呼吸，尝试放轻松，仔细体会他人的意图。最后再做决定是坦然接受还是委婉拒绝他人的帮助。

谨记

完全欣然地接受他人的帮助并不是一件容易的事情，但接受帮助对于自己和爱你的人来说，都可以很大程度地提升生活品质。做到这一点，需要静下心来倾听自己内心的声音，坦诚地面对自己和他人。对于深深爱着你的人来说，接受帮助可以加深你们之间的联结。冥想练习作为一个工具，可以帮助你清晰地分辨出哪些是你可以独立完成的事情，同时认识到什么时候寻求或者接受帮助是明智的。

10

第十章
全情正念沟通

全然地表达自己，然后保持安静。

在日常生活中，很多人都有难以袒露心声的经历。我们从小就习惯于说别人爱听的话来讨人喜欢，也可能会因为他人的谴责，而选择闭口不谈。然而，当一个人清晰而诚实地诉说，而另一个人饶有兴趣地用心倾听，这种建立在真诚和相互尊重基础上的交流对双方都是有益的。

在生命的最后阶段，沟通变得尤其困难。在你的生命中，可能会有多年前想说却未说出的话，或者曾经说错的话，在你和他人之间形成了隔阂。在这样一个重要而敏感的时刻分享你的愿望是非常复杂的，比如决定停止过度医

叶子
轻轻
飘落

疗和安排葬礼，表达你想分享却没有分享的爱、原谅和念头。正如一句谚语："机不可失，失不再来。"如果不尝试去分享你现在内心的想法，那么以后你可能会失去这样的机会。

通过本书第一部分的正念练习培养出的活出平静和关注当下，是你变得纯粹而真诚的基础。通过本书第二部分的慈悲训练培养出来的温柔和尊重的品质，为你提供了善良与慈悲的基础。综合起来，从本质上说，全情正念的诉说和倾听可以促进内在的治愈和相互理解，不管以前有多难，依然可以拉近你与他人的距离。

艰难的谈话

我的朋友卡伦患有转移性恶性黑色素瘤，她知道自己的时间有限。她感觉到自己的身体在变化，意识到自己越来越难以走动，逐渐失去了自理能力。说真的，卡伦知道继续进行强化治疗对她已不再有帮助，这也导致她在诊所或医院里浪费了很多时间。她已经被折磨得太久了，她已经受够了。她曾提到她想在当地一家温馨的临终关怀医院里去世的愿望。我是卡伦的闺蜜，不是她的直系亲属，我知道这些是因为我们曾坦诚地聊天。当她和我分享她的感受时，让我发誓不把这些事告诉她的家人。她说她的家人还没有准备好，可能无法接受她的这些感受，至少目前还不能。卡伦不想让他们难过，所以她压抑自己的想法，被动地继续接受徒劳的治疗。她的丈夫罗杰坚信会有一种灵丹妙药出现来挽救她。她是母亲唯一的女儿，母亲很爱她，一直陪在她的身边，为了让她更强壮一直鼓励她吃东西、走路。卡伦保持沉默，尽量按丈夫和母亲希望的去做，直到她在重症监护室去世。

在另一个案例中，我的一位亲密的同事被诊断患有肝癌，他是一位忠诚的丈夫、慈爱的父亲和学生的良师益友。在患病后治疗的过程中，为了尽量减少对他人的干扰，他努力维持正常生活。他不太喜欢讨论疾病的预后情况，而是努力跟上紧凑的工作日程，去世前几周还参加了一次教职员工会议。当最后的那天来临，我匆忙赶到时，他已在几分钟前离世了。当我走进卧室，他的妻子正紧紧地拥抱着他的遗体，哀声痛哭。在他活着的时候，她从未表达过对他的深情和爱意，此刻她内心深处的感情和以前没有说出口的话就像决堤的洪水一样涌了出来。

暂停：体会一下你在读了上述两个故事后的感受。
只需暂停并感受，注意故事中是什么使你产生共
鸣，注意此刻你身体的感觉和心里的感受，考虑一
下你会如何处理这样艰难的谈话。

逃避艰难谈话的常见原因

不幸的是，这样的故事每天都在发生。面对不可治愈
的疾病和所爱之人，我见证了太多在艰难谈话面前退缩的
例子。艰难的谈话中讨论的话题可能是过去的事情，比如
已愈合的旧伤；可能是当下的问题，比如与医疗有关的愿
望；可能是未来的事宜，比如照顾家庭和工作；或者是表
达"我爱你""谢谢你""再见"。人们不喜欢这些话题的
常见原因有三个。首先，有些人即使在正常情况下也很难
坦率地表达自己的感受和愿望，更不用说在他们接近或处
于生命的最后阶段时进行如此必要而困难的对话了。第二，
他们不想让别人难过。和卡伦一样，生病的人可能会为了
取悦他人而克制自己，使自己显得坚强、永不言弃。家庭
成员也会一样压抑自己，他们把这当作保护生病亲人的一
种方式。第三，他们迷信地认为，无论是委婉地还是明确
地谈论疾病的严重性，都会加速死亡，就好像不进行这样

的讨论就能够防止死亡发生一样。我们知道这很不理性，因为没有证据表明存在这样的因果关系。相反，一项研究显示，相比那些接受传统的积极治疗的晚期肺癌患者，那些内心能接受病症痊愈无望且及早开始姑息治疗的患者存活时间更长，他们更少感到抑郁且生活质量更高（Temel et al.，2010）。不管原因是什么，逃避这种困难却坦诚的谈话，对谁都没有好处，尤其是在患者生命的最后阶段。开诚布公地交谈，认真地倾听，不会有什么损失，反而会带来颇多益处。

正念沟通

正念沟通就是专注真诚、由衷的诉说和诚恳的倾听。可能你和很多人一样，会回忆起曾经因为说得太快没有充分地表达自己的想法而感到沮丧的情况；或者你想找个合适的词来表达，但似乎找不到；又或者你在脑海里一遍又一遍地预演过自己要说的话，结果却发现到头来谈话还是生硬并缺乏足够的深度。

由格雷格·克雷默（Greg Kramer）首创的被称为"慧谈（Insight Dialogue）"的六步沟通法，是一种促进深度思考的有意义的交流方式（Kramer，2007）。慧谈特别适合

叶子
轻轻
飘落

前面所说的艰难的谈话。这种交流不是强迫的、匆忙的或需要提前排练的。最好的开始就是安静地坐着，和对方待在一起几分钟。以下是慧谈的六个步骤。

1. **暂停**：在你讲话之前稍停片刻，只是安驻在当下的内在体验中，安静几分钟，注意你的身体感觉、你的想法和你的情绪。

2. **放松**：允许你的大脑和身体安静下来，把觉知带到你呼吸的节奏上或中立点，也可以将觉知带到你身体感觉紧张的部位，将呼吸带到这些区域，并留意紧张的消散。

3. **开放**：对你身体之外的体验，保持全然的开放，感知你周围的其他人和周围的环境（如颜色、光线、空气流动和温度等）。

4. **信任浮现**：放弃先入之见，相信此刻的体验。

5. **深度聆听**：感受对方的存在，带着关注和接纳沉浸于对方的语言中，并倾听你内在的声音。

6. **真诚诉说**：让你的语言自然地流露，坦诚而友善地诉说。

为艰难的谈话做准备

~

　　这种练习可以只是反思，如果你喜欢也可以进行反思性写作。

- 通过注意你的呼吸节律或身体其他中立点，让你的大脑和身体平静下来，在当下的觉知中保持几分钟。

- 自我反思：在我生命中那些重要的人，我想对他们说的话都说了吗？是否有某人（或更多的人）我需要和他交流，但却没有去做？

- 如果你意识到你需要和某人说些什么，但你还没有这样做，问问自己：

  我需要和谁谈话？

  我想对这个人说什么？

  是什么阻碍了我？

  保持沉默会让我（或我们）失去什么？

  说出来我（或我们）会收获什么？

  我怎样才能促成这次谈话？

- 闭上眼睛静静待一会儿，注意你现在的感觉。

叶子
轻轻
飘落

每一天……

表达之前停顿片刻，然后真诚全情地诉说，带着善意全神贯注地倾听。

谨记

逃避艰难的谈话会让你和他人之间的关系变得紧张。此外，如果你继续等待合适的时机，可能会失去表达自己真实想法的机会。建立在真诚、关心和尊重基础上的沟通可以促进内在疗愈和相互理解。

如果你正在努力开始艰难的谈话，或者觉得你的家人可能会做出非常消极或冲动的反应，可以先写一份诚挚的便签或信件，概括出你的感受或愿望，而不是从面对面的交谈开始。这样可以给所爱之人一个机会来考虑你的话，也可以为接下来真诚而重要的谈话做一个铺垫。

11

第十一章
无须多言：陪伴与抚触的力量

静默如海，言语似河。海若寻尔，不可逆
河。缄口不言，聆悟深海。

——鲁米《鲁米诗歌》

非语言沟通与语言沟通一样有效，我们不可低估陪伴
与抚触的力量，特别是当语言苍白和多余的时候，或说话
变得困难和不可能的时候。

罗伯特，一位 72 岁的退休律师，因为罹患进行性神
经肌肉疾病，很多身体机能受到影响。他无法走路、说话、
书写、自主进食。尽管罗伯特的思维依旧敏锐，他的身体
却很容易感到疲惫。这使他只能花更多的时间躺在床上，

叶子
轻轻
飘落

听一些有声读物、莫扎特的音乐和冥想引导。多年来，他与家人保持着亲密的关系，在罗伯特生病期间，家人一如既往地支持、鼓励他。直到 24 小时家庭健康助手的介入，额外的帮助让家人参与照顾罗伯特的时间越来越少。随着时间的推移，他的妻子阿比盖尔与他的两位成年子女杰茜卡和约翰，感到无比沮丧，因为罗伯特无法与他们交流互动，横亘在他们之间的鸿沟越来越深。与此同时，罗伯特也感到挫败和孤独。他为与挚爱的家人之间明显的距离感而悲伤，他非常渴望和他的妻子、儿女重新建立联结。

罗伯特和他的家人认为他们无法和对方交谈造成了联结的断裂。但其实，他们没有意识到非语言沟通的无限可能，通过陪伴和抚触，仍然可以交流，传递心意。

陪伴是一种默默接纳和关注他人的状态，无边的沉默中蕴含着关爱。**抚触**，在本书中的意思是通过彼此的肌肤相触而达成联结。无论是否有抚触，仅仅是陪伴就足以传递爱和慈悲，是维系和加深彼此联结的共有体验。实际上，陪伴与抚触是我们能给予别人最好的礼物。

陪伴

　　有时候，言语会阻碍与他人建立真正的亲密关系。杂乱无章的话语会分散注意力，继而让交流停留在表面。很多时候，只是陪伴就已经足够，安静地坐在身旁就能分享超越言语的体验。这种体验是如此充实、丰富和亲密，比如静静地坐在一起看夕阳西下，其中包含的情感是无法言喻的。罗希·琼·哈利法克斯（Roshi Joan Halifax）在她的著作《与死亡同在：培养慈悲心和面对死亡的无惧》（*Being with Dying: Cultivating Compassion and Fearlessness in the Presence of Death*）中，广泛地探索了"陪伴"在临终者生命尽头不可或缺的作用，尤其是来自他们深爱的人和专业陪护者的陪伴。罗希提到（Halifax，2009）："当苦难来临，我们通常认为缄默不言并不好，我们强迫自己去'做些什么'，如说话、安慰、工作、清扫、踱步、帮忙等。但是当照顾者与临终之人彼此分享一个无言的拥抱时，两者都能沉浸在一种超越安慰与帮助的亲密的沉默中……有些话真的要必须说出口吗？我能否通过超越言语和行动的联结，感受到与他之间更密切的关联？我能不能放松并相信我们之间的亲密联结，而无须刻意维系？"

叶子
轻轻
飘落

沉默

在我们的社交生活中，沉默的价值通常不被重视，在日常生活中很少付诸现实。很常见的是，当交谈暂停而出现冷场时，人们往往会感到不适与尴尬，渴望保持情感距离而迅速用言语填补空白。

有时候，你或许会意识到和他人在一起，沉默更让人轻松愉悦。试想一下，当你处于相对轻松的沉默中，或是有挑战性的氛围中，这两种情况有何区别呢？

在我与同事托尼·巴克（Tony Back）、罗希·琼·哈利法克斯（Roshi Joan Halifax）和辛达·拉什顿（Cynda Rushton）共同创作的一篇论文中，我们明确并讨论了不同类型的沉默（Back et al.，2009）。虽然有些沉默会让人感到尴尬、冷漠、敌意或压迫，但是也有一些沉默令人感到舒适、笃定和安全。我们把后者称为**慈悲的沉默**。慈悲的沉默每时每刻都有价值，它滋养了陪伴时彼此的理解与关怀，具有深厚的意义。虽然我们的论文面向医生与护士，但慈悲的沉默这个概念适用于所有人。你和你所爱的人，可以探索如何将慈悲的沉默带入日常生活，促进陪伴和联结。

对当下的开放

❧

　　和另一个人一起练习，这个人与你有着积极的联结，并且他也乐意和你一起做这个练习。

● 静静地坐或躺在彼此身边，练习过程中不要说话。

● 不要彼此触碰，只是待在彼此身边。

● 温柔地凝视你的前方（中立的焦点）或闭上双眼，不要注视对方的眼睛。

● 关注你的感受：身体的感觉、情绪以及整体的感觉。

● 自然地呼吸，将意识引向呼吸，觉察呼吸的节奏，持续约 1～2 分钟的时间。

● 转身面向彼此，如果你闭着眼睛，请缓缓睁开双眼温柔地凝视。将你的觉察扩展到你所爱的人的呼吸上，关注他每次吸气和呼气时胸腹的起伏。

● 同时觉察你的呼吸和你爱的人的呼吸，花几分钟的时间沉浸在彼此的呼吸中。关注你们的呼吸是否自然而然地变得同步，只需简单地关注而不要试图改变你呼吸的节奏。

● 关注你的感受：身体的感觉、情绪的基调以及整体的感觉。

- 现在请温柔地凝视彼此的双眼。

- 当你们温柔地注视着对方时，觉察你和你爱的人的呼吸，体会陪伴在彼此身边的感觉，停留在这种觉知1～2分钟。

- 关注你的感受：身体的感觉、情绪的基调，以及全身整体的感觉。想一想你刚开始体验时的感受和你现在的感受。

抚触

抚触的力量通过与他人身体的联结而产生，这种力量不可低估。我们知道，抚触和拥抱有助于早产儿茁壮成长。成人也一样，抚触促进放松，缓解压力，增强我们的幸福感，使我们以和谐的方式与他人身心融合在一起，而语言和单纯的陪伴并不能做到这一点。一些人可能厌恶抚触，他们描述自己为"没有触感"。即使是这些对抚触不"感冒"的人，也能通过非常简单的接触——仅仅是指尖与指尖的触碰或轻轻地握手，这类可能不会引起反感的行为——促进与他人之间治愈性的联结。

接受抚触

当家人和其他你爱的人不知道怎样能让你好受些的时

候，他们往往感觉到无能为力。他们想和你建立联结，却不知道如何表达对你的爱意。抚触为双方提供了一个机会：能让你所爱的人感受到他们在帮助你、让你感觉好受些，同时也用非语言沟通的方式表达他们对你的爱与关怀。

社会工作者与研究者威廉·科林奇（William Collinge）和他的同事开发了一个可用 DVD 呈现的项目，教授家庭成员简单的抚触和按摩技巧，以此来帮助罹患癌症者的家人（Collinge，2008；Collinge et al.，2011；Collinge et al.，2007）。此 DVD 示范了一些安全简易的技巧，例如温柔地按摩手部、足部或头皮（Collinge，2009）。对于罹患疾病的人来说，他们的症状，如疼痛、焦虑都能因为所爱之人的抚触而得到缓解。同时科林奇等人还描述了家人之间的关系如何在此过程中得到加强，变得更加紧密。此外，当通过抚触的手段提高患病的伴侣、父母、兄弟姐妹或孩子的生活质量时，家庭成员会受到鼓舞，感到自己是被需要的。

由持证按摩治疗师提供的治疗性按摩，对促进身心放松和减缓疼痛有非常好的疗效。该领域的研究已经证实，治疗性按摩对于重病患者生活质量有积极影响，尤其是与冥想结合使用时（Downey et al.，2009；Williams et al.，2005）。

抚触他人

抚触是互惠的。你不只是接受，也可能在想着怎样伸手抚触他人。如果你能做到，可以从伸出你的手开始，接触并握住对方的手，或者在你爱的人的手或足部轻轻地按摩或涂抹乳液。这不需要花费你太多的精力。你也许有感到无助的时候，因为不能像从前那样关心别人。因此，通过抚触和简单的按摩，不仅能让你感到帮助了他人，还能让他人感觉良好。

抚触并不局限于人与人之间，抚摸宠物也可以带来深深的舒适和放松感，甚至比抚触他人的感觉更好。狗狗和猫咪总是温暖和无条件地陪伴人类，它们常常邀请我们伸手抚触，与它们建立联系，从而表达我们的爱意。

～～～～～～～ 反思训练 ～～～～～～～
抚触和接受抚触

無论是通过反思，还是反思性写作，思考你与抚触的关系。

● 你接受过哪些不同方式的抚触？
  接受抚触的感受如何？

在接受抚触的过程中，你是否感到自在舒适？你喜欢被抚触吗？

是否有特定的人选，让你更喜欢被他抚触？他们是否知道你喜欢接受抚触？

- 你有哪些抚触他人身体的方式？

  开始抚触是什么感觉呢？

  主动抚触他人时你感觉舒适自在吗？

  是否存在特定的人选让你更喜欢去抚触他？他们知道你喜欢抚触他们吗？

- 想一想，日常生活中能让你扩展抚触练习的方法，无论是通过被抚触还是主动伸手抚触他人。

每一天……

花几分钟时间，与你爱的人安静地坐在一起并轻轻地抚摸他。如果这样做让你感到舒适与放松，邀请你所爱的人来按摩你的双手、足部或颈部。

谨记

非语言沟通拥有强大的力量。沉默和慈悲的陪伴是接纳，是浩瀚无垠的爱。简单的抚触（如牵手、轻抚），按摩容易触碰的部位，让彼此都感到舒适。陪伴和抚触，可以疗愈你和你所爱的人，促进你们之间的联结，胜于千言万语。

12

第十二章
日以向荣

知生命之意者，可承生命之重。

——弗里德里希·尼采（Friedrich Nietzsche）

幸存于纳粹大屠杀的著名精神病学家维克多·弗兰克尔（Viktor Frankl）分享了他于第二次世界大战期间在集中营的见闻，他提道："生命在任何条件下都有意义，即便是在最为恶劣的情形下"（Frankl，1984）。他用鼓舞人心的话语指出，尽管面临着身心的挑战，你也有可能发现生命的意义。

你可能会发现，无休止的担忧和恐惧遮蔽了你觉察生命意义的能力。你可能已经与滋养和激励你精神的事物失联，或许那些过去能给你的生命赋予意义的情景已经离你远去。也许目前的境遇让你感到苦涩，也许正面临或感知到的局限性让你对活出生命的意义感到幻灭。

正如本书第一部分所详细描述的那样，练习正念可以帮你看待事情更加清楚透彻，并且帮你真正认识到你所拥有且珍视的事物。它还能帮助你切实地获知你的能力所在，以及了解如何最优化地有意义地安排你宝贵的余生。正如本书第二部分所探讨的那样，培养慈悲心和正念沟通的品质，如仁爱、宽恕、慷慨、随喜快乐和感恩，能够促使你打开心扉、疗愈创伤。正念和慈悲交融在一起创造出丰富的联结，将你与你的内在智慧、至亲好友、远近可能遭受痛苦的人、自然界以及对某些人来说更高的存在（如上帝）联系起来。总的来说，正念、慈悲和联结可以帮助你记住或重拾那些对你最重要的东西，并且忆起我们是这个整体的一部分。

生机勃勃（to thrive）意味着扩展、繁荣和蓬勃成长。此术语常被用来描述植物、婴孩和人类的精神。而正是这后一种描述（即人类的精神）与你有关。你可能会问，在你生命的这个阶段，你是否还有可能拓展和成长，以及如何得以实现呢。你可能无法做到过去习以为常的像锻炼或工作这样的体力活动，甚至在脑力上你也无法完成记忆或运算。然而，你仍然可以对每一天抱有好奇，获得关于你自己和周围世界的新见解，在你接触过的人和事物上留下印迹。挖掘赋予你生命意义的事物可以使你的生活健康幸福，也可以留下不可磨灭的印记。其他可以让你成长的方式包括：灵活变通，愿意尝试新鲜事物；参加令你感到充实、愉快的活动；拥有支持性和可信赖的关系；真实地表达自我；与你的医疗团队合作；建立精神层面的联结，包括与自然的联结；为你的每一天注入欢声笑语。

日以向荣意味着此时此刻全然地生活——认识到什么是最重要的，并在简单的生活中体验生动性和满足感，以及与他人相处时的仁善和喜乐。这样做，你可以最大限度地提高你今天的生活质量和人际关系质量，并为未来留下积极持久的影响。

～～～～～～～～～ 反思训练 ～～～～～～～～～
什么最重要和优先级排序

～

你可以仅仅通过静思或者也可以结合写日记来完成这个练习。

叶子
轻轻
飘落

- 让时光短暂停留，哪怕只有一两分钟；让自己立足于当下的体验；觉察身体的感受；倾听和观察你的周围。

- 思考在你生命的这个阶段，什么对你来说是最重要的。
  你最关心的人或宠物；
  未偿的心愿；
  你想留下的遗产；
  你想发展或强化的精神联系。

- 考虑一下你是否花了足够的时间与你最珍视的人或物建立联结。

- 细想你怎么做才能做真实的自己，并活出生命的意义。

- 在你认为重要的事情中，选择最为重要的三件事。

- 对于你希望开拓发展的这三件事，确认具体细节。

最后的思考

　　这本书已经陪伴你走过了一段自我探索的旅程。它没有改变什么，只是帮助你唤醒了自己的内在智慧，敞开了心扉，并使你重新与他人和你周围的世界建立了联结。本书中的练习不是既定时间进行的戏剧排练或音乐课程。它们是可以成为你日常生活方式一部分的生活实践。

要知道，罹患重病和面对死亡不必充满恐惧和绝望。无论内在和外在发生了什么，你的"性本善"是不会动摇的。它有时可能被精神上的纷扰、分心或不适所掩盖，就像乌云可能暂时遮蔽了太阳的光芒和温暖，但是太阳它一直都在。你可以通过本书中描述的练习来培养正念、慈悲和联结这些品质，促成一种**"同在"**和**"开放"**的感觉，而不是抗拒或退缩。这些练习将焕发出你的真实本质，并像灯塔一样引你前行，让你看到最重要的东西，让你感觉很完整并能全然地生活，支撑你度过偶尔袭来的暴风雨，最终安然辞世。因此，你必须花时间和精力来顺应自己的需求。我希望你能将我分享的这些章节和故事深深刻在脑海中，牢记于心。除了得过且过和仅仅活着之外，全然地生活和日以向荣是大有可能的。你准备好了吗？

从这里开始，你想记住些什么？
阳光沿着闪亮的地板爬行？
老木头散发的清香，
还是外面传来的柔和声音？

你能为世界带来比你的呼吸本身更好的礼物吗？

叶子
轻轻
飘落

你还在等待时间向你展示一些更好的想法吗？

当你转过身，从这里开始，
拾起这个你发现的崭新一瞥；
带着你今日所追求的一切潜入静夜，
在你读或听的间隙，把它留给生命本身。

从这里开始，此身此地，当你转身之时，
谁能给你比当下更美妙的礼物？

—— 威廉·斯塔福德（*William Stafford*）
摘自《既存之道：新作和精选诗集》中的
诗作《当你读到这里，请做好准备》

读书笔记

读书笔记

走进正念书系

STEP INTO MINDFULNESS

2023 年重磅上市!

国内罕见的正念入门级书系
简单、易懂、可操作
有效解决职场、护理、成长中的常见压力与情绪难题

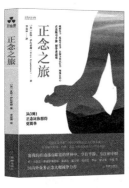

从 0—1,正念比你想得更简单

ISBN: 978-7-5169-2430-3
定价: 55.00 元

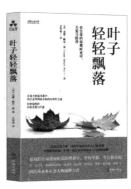

在生命的艰难时光中,关爱与陪伴

ISBN: 978-7-5169-2429-7
定价: 55.00 元

— 待出版 —

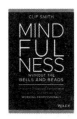

职场正念

享有职场卓越绩效、
非凡领导力和幸福感

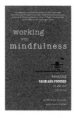

正念工作

唤醒强大的生产力、
创造力和幸福感

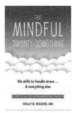

青年人的正念

以好奇、开放的心态
探索正念和冥想

扫码购书

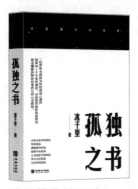
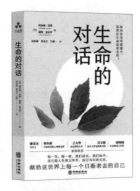
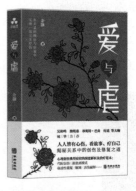

杨定一博士 《全部生命系列》

天才科学家中的天才 | 中国台湾狂销排行 NO.1
奥运冠军心灵导师耗时 10 年大爱力作 | 彻底优化并改写无数人的命运轨迹

进阶生活智慧　活出人生真实　收获生命丰盛

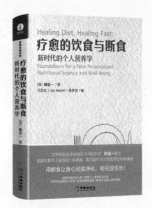

用断食让身心彻底净化、
轻松逆生长！

ISBN: 978-7-5169-2319-1
定价: 89.00 元

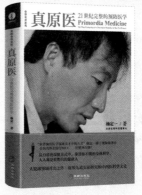

大健康领域开山之作
统领先进实证研究和中西医科学文化

ISBN: 978-7-5169-1512-7
定价: 69.00 元

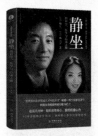

让自己静下来，
是这个时代的非凡能力

ISBN: 978-7-5169-1947-7
定价: 69.00 元

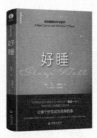

让睡个好觉
成为简单的事

ISBN: 978-7-5169-1511-0
定价: 75.00 元

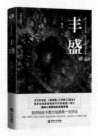

步入生命的丰盛，
成功和幸福滚滚而来

ISBN: 978-7-5169-2004-6
定价: 65.00 元

扫码购书

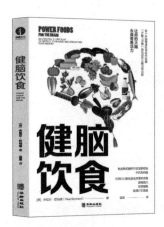
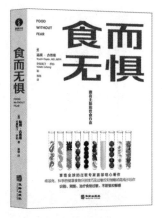
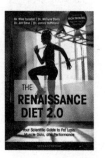